U0196705

营养师妈妈

写给孩子的营养小词典

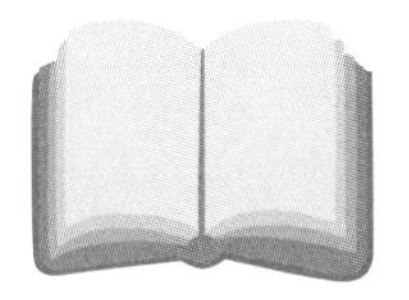

吴佳
王淑颖

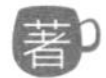

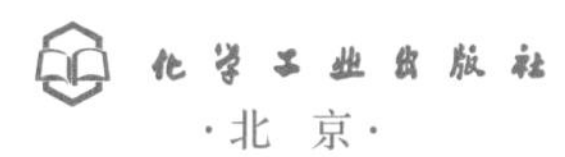

·北京·

食物中含有各种各样的营养素，有为我们的大脑提供能量的糖类，有帮助我们的身体保温隔热的脂类，还有帮助我们提高免疫力、使皮肤健康的维生素C和维生素A，使我们的骨头坚固、长得越来越高的钙和磷，更有神秘的微量元素在我们体内发挥着重要的作用。

你知道这些营养素都在哪些食物里吗？本书介绍了33种营养元素，包括了它们的主要作用，在哪些食物中，缺乏或过量会产生哪些影响，以及这些营养素的伙伴或竞争对手。

作者将专业的营养学知识，用简单易懂的语言传达给孩子，赋予他们选择健康食物的能力，在潜移默化间培养他们健康的饮食习惯。从小养成的饮食习惯，将伴随孩子一生，使他们具备且保持健康生活的能力。好的体魄、饱满的精神状态，才能帮助孩子面对未来的无限挑战，抓住未来的无限可能。

图书在版编目（CIP）数据

营养师妈妈写给孩子的营养小词典/吴佳，王淑颖著. —北京：化学工业出版社，2020.3
ISBN 978-7-122-35947-6

Ⅰ.①营… Ⅱ.①吴… ②王… Ⅲ.①少年儿童-饮食营养学 Ⅳ.①R153.2

中国版本图书馆CIP数据核字（2020）第008142号

责任编辑：丰　华　李　娜　　装帧设计：今亮后声 HOPESOUND pankouyugu@163.com
责任校对：宋　玮　　特约编辑：费　腾

出版发行：化学工业出版社（北京市东城区青年湖南街13号　邮政编码 100011）
印　　装：大厂聚鑫印刷有限责任公司
880mm×1230mm 1/32　印张 6　字数200千字　2020年10月北京第1版第1次印刷

购书咨询：010-64518888　售后服务：010-64518899
网　　址：http://www.cip.com.cn
凡购买本书，如有缺损质量问题，本社销售中心负责调换。

定　　价：49.80元　

推荐序

少年强，则国强；少年健，则国健。健康中国的建设中最不能忽视的是儿童的健康，因为他们既是健康中国的组成，也将是建设的栋梁。人类健康的物质基础是营养，营养来自于食物。可是，在我们的儿童教育中，强调德育、智育、体育、美育等的教育，而忽视了食育，也就是有关食物、饮食、营养的教育。因此，尽管我国儿童营养健康状况不断提高，但仍然面临着不少问题。一方面，微量营养素不足甚至缺乏依然存在；另一方面，超重、肥胖以及相关的慢性疾病已经在儿童中显现。这不仅会影响儿童现今体格和智力的正常发育，还会影响他们将来的健康和劳动生产率，影响国家的人力资本以及社会经济发展。

因此，在儿童的教育中，除了要抓德智体美育，必须重视食育，让孩子从小了解食物、饮食、营养的知识和技能，培养他们健康的行为和生活方式。食物营养是健康的物质基础，如何选择食物、怎么烹调、怎么吃等，看似只是一个吃饭问题，其实关系到每个孩子的健康成长，关系到每个家庭的幸福，还关系到健康中国宏伟目标的实现。因此，开展食育，意义重大。

正是基于这个目的，两位作者编写了这本《营养师妈妈写给孩子的营养小词典》。这本书可以作为儿童了解营养知识的入门书籍，也可以作为随手可用的速查手册。去超市选购食物，在厨房准备饭菜，在餐桌上吃饭的时候，孩子们都可以将书里面的小知识应用到实际生活中。相信通过日积月累，孩子们就能学到越来越多的食物营养知识。当然，这个过程少不了家长的言传身教。

本书的作者吴佳女士和王淑颖女士我认识已有多年。她们从事营养健康传播工作 10 多年，都是注册营养师，同时也是孩子的妈妈。因此，这本书有理论知识，也结合了她们在工作和生活中的实践经验。

马冠生
中国营养学会副理事长
北京大学公共卫生学院营养与食品卫生学系主任

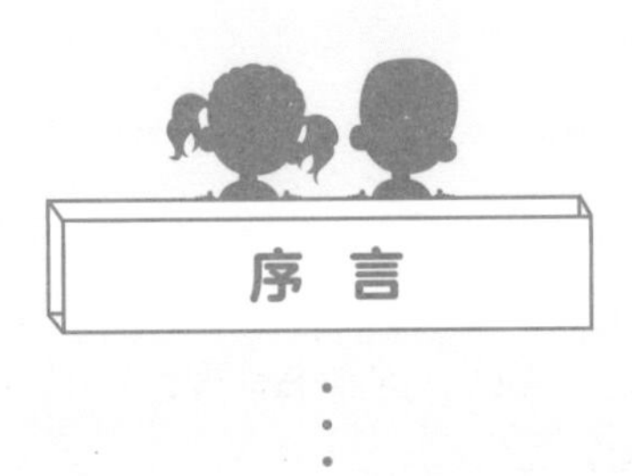

序言

一日三餐和加餐，点心、水果、零食……吃，是我们每天都离不开的重要活动。小朋友们喜欢吃什么？又讨厌吃什么呢？

“我喜欢吃饺子、面条还有红烧肉！”“我喜欢喝牛奶，因为能长高！”“我讨厌吃胡萝卜和青椒……”这些都是我听到过的小朋友的答案。

每个人都有自己喜欢的和讨厌的食物，可是为什么大人老是说“小孩子不能挑食”呢？

因为，这些食物中包含着对我们身体非常重要的营养物质。正是因为这些营养物质，小朋友们才能长高长壮、跑跑跳跳、开心地玩游戏，才能有充沛的精力和体力用来

学习，变得越来越聪明。

营养成分的家族里有七大营养素，包括蛋白质、脂肪、碳水化合物这三大宏量营养素，还有矿物质、维生素、膳食纤维和水。其中，三大宏量营养素是构成我们身体的基本元素，维生素是三大宏量营养素和矿物质的好帮手，矿物质是生成血液和骨骼的必要物质，还能控制肌肉运动并向身体传输各种信号——你看，是不是每种营养物质都非常重要？

听到这么多的营养物质，小朋友们会不会觉得有些困惑难懂？没关系！这本书里有可爱的卡通人物跟你一起学习哦！你会学到营养素的知识，还能了解它们的“朋友圈”——谁是它们的好朋友，能帮助它们被吸收利用呢？这些营养素都居住在什么食物里呢？

另外，这本书也可以被当作一本随时翻阅的小词典，遇到不了解的营养素时，随时查一查、翻一翻就可以轻松了解了！

读完这本书，你肯定会跟我一样，发现我们身边的营养知识无处不在，就连吃饭都变得更加有意思了！另外，我还写了一部奇幻冒险故事《宝塔历险记：营养师妈妈写给孩子的食育科普书》，两本书结合在一起看，会更容易理解，能更好地掌握这些营养知识！

来吧，我们一起翻开这本书，了解营养知识吧！

吴佳

这本书的使用方法

一句话营养

——用一句话说出营养素最重要的作用。

居住地

——介绍富含这种营养素的常见食物。

营养介绍

——介绍营养素在体内发挥的作用。

如果缺少的话……过量的话……

——介绍导致营养不足或过量的原因，以及影响。

好伙伴 / 竞争对手

——介绍相互作用的营养素。

补充营养知识

——详细介绍营养素。

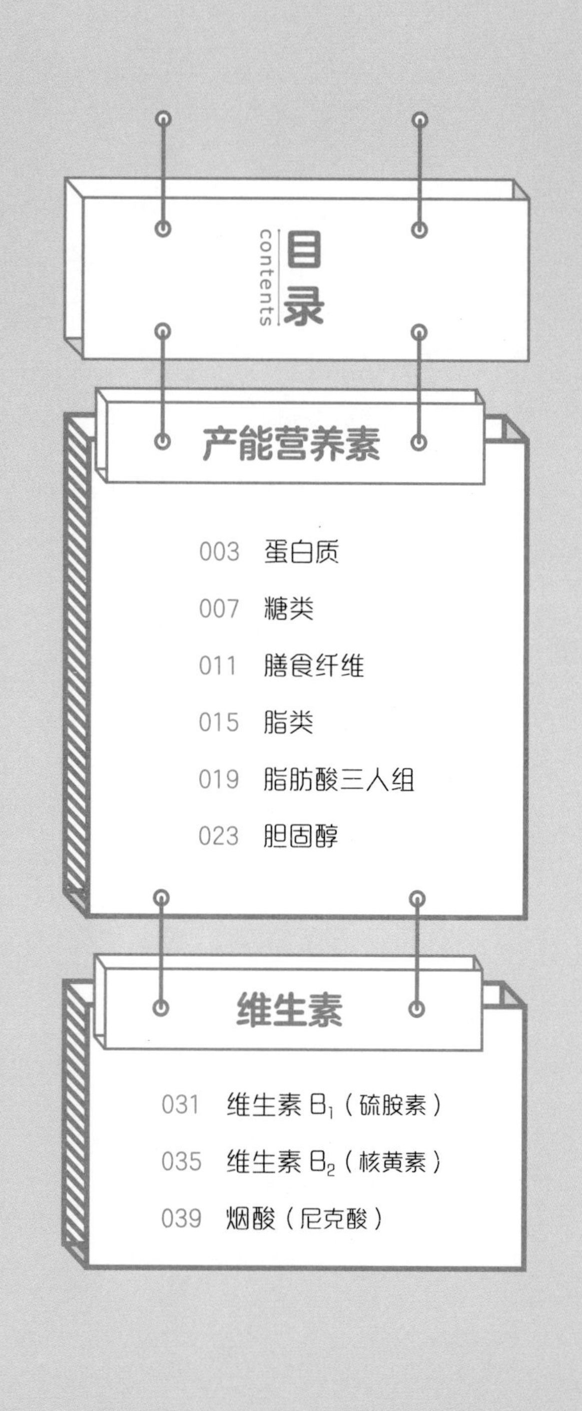

目录
contents

产能营养素

维生素

矿物质

常量元素

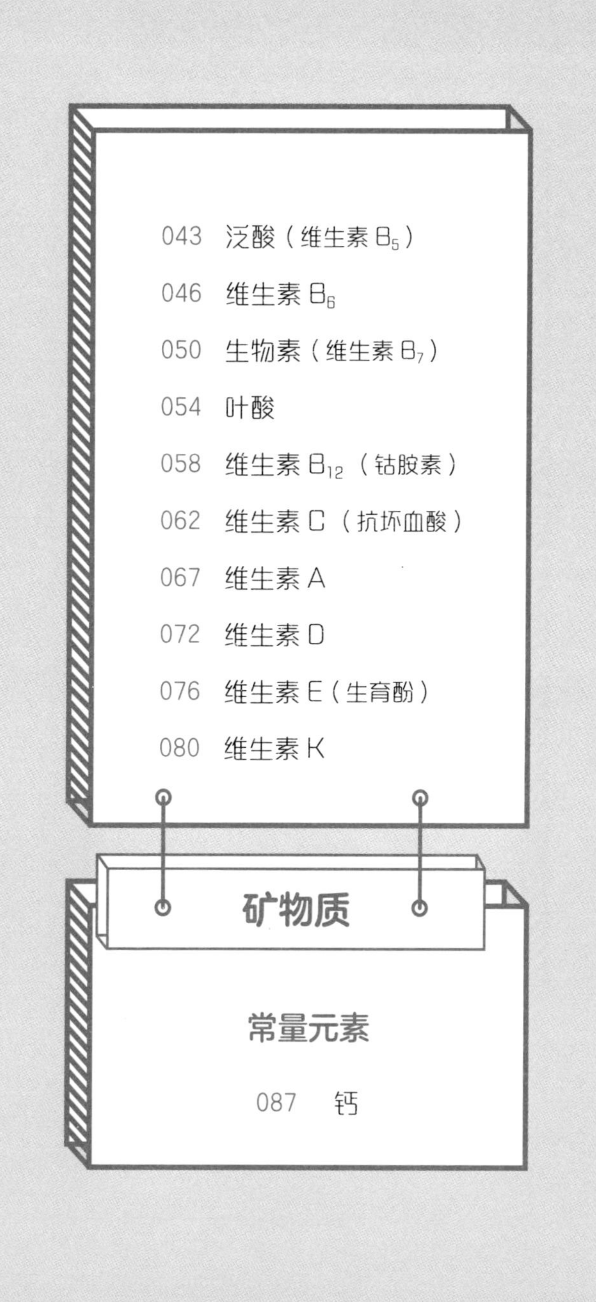

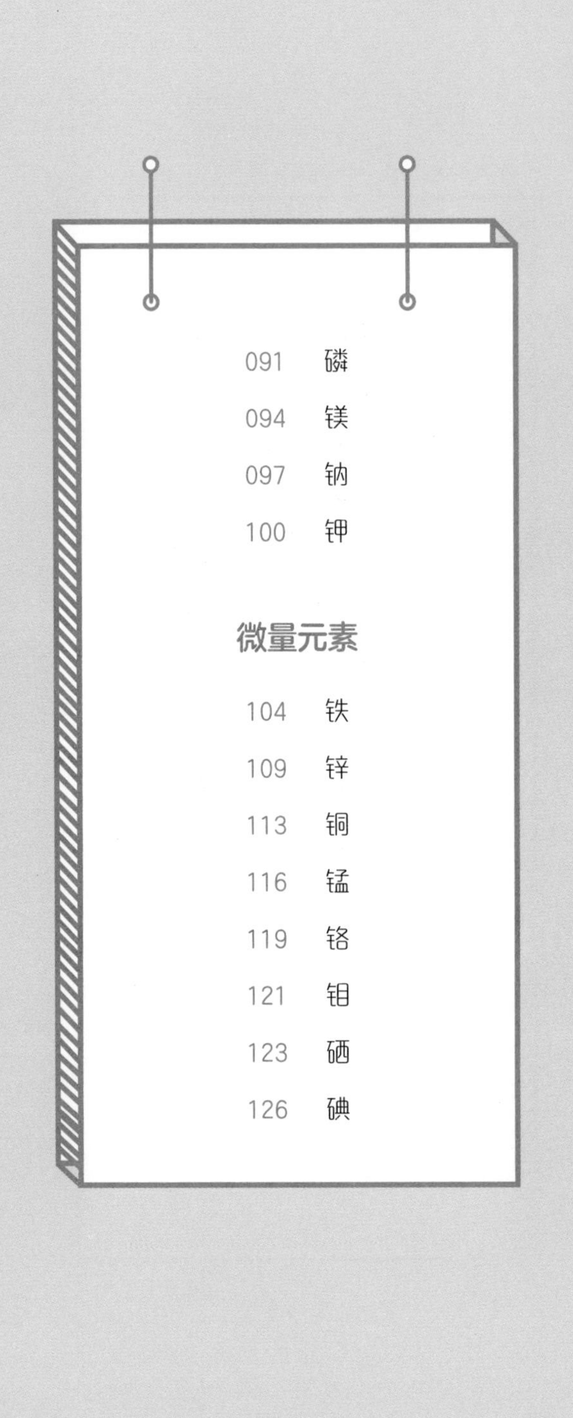

微量元素

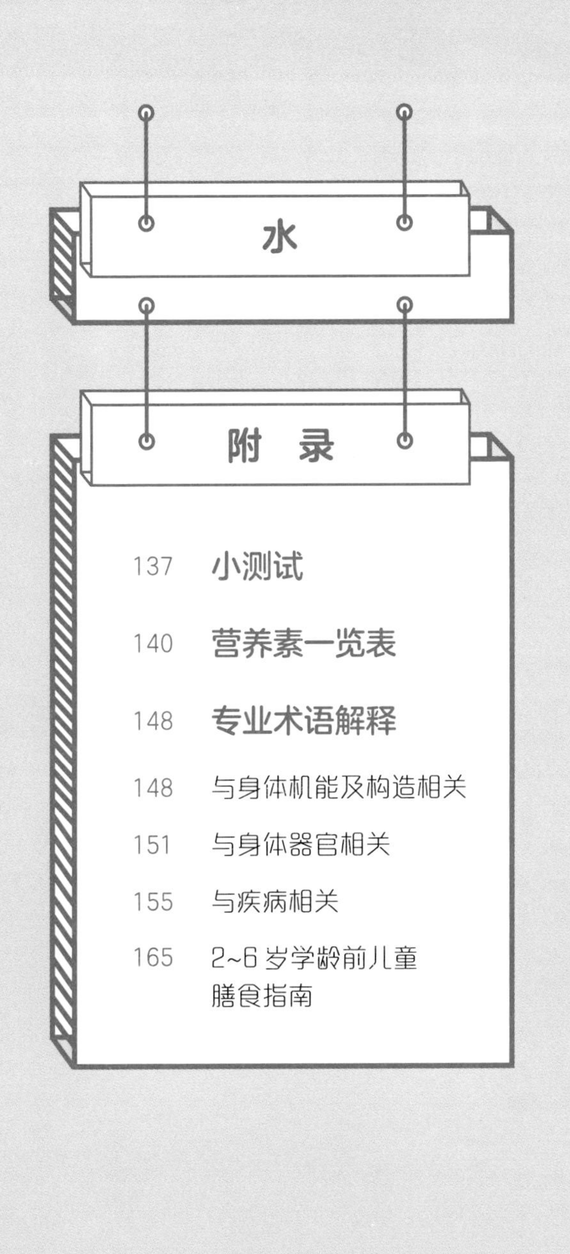

水

附　录

我们的身体是靠能量来运转的，而蛋白质、糖类、脂类就是所有能量的源泉，就像汽车奔跑需要汽油，空调运行需要电一样。所以，蛋白质、糖类、脂类被称为“产能营养素”。又因为它们在人体内的需求量很大，也被称为“三大宏量营养素”。

产能营养素

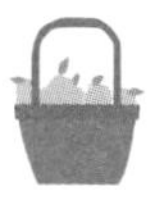

蛋白质·糖类·脂类

为身体提供能量

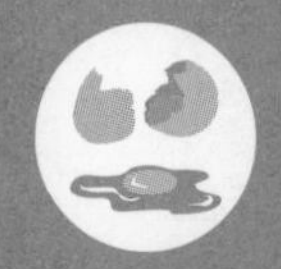

糖类和脂类的主要作用是给身体提供能量。糖类是大脑动力的来源，大脑运转必须依靠血液中的糖。而脂类是能量储藏库，当身体遇到能量不足的时候，脂类就可以将储存的能量供应出来。如果把身体比作一栋大楼，骨骼是钢筋的话，那么蛋白质就是搭建大楼的砖头。但是当能量缺乏，而糖类和脂类的供应都不足的情况下，人体也会分解蛋白质来提供能量。

所以说，我们必须让身体得到充足的能量，千万不要忽视营养素的作用。

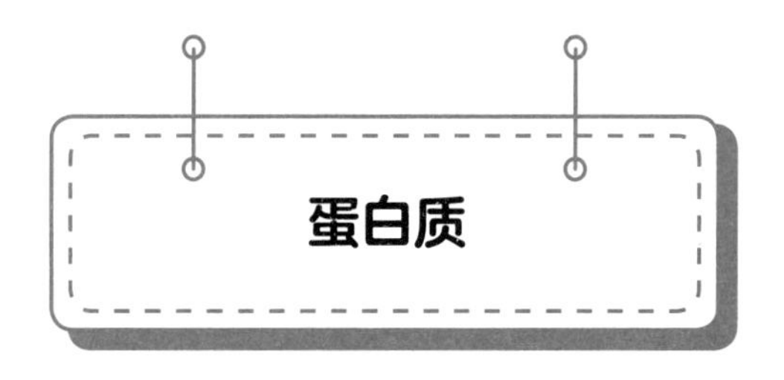

蛋白质

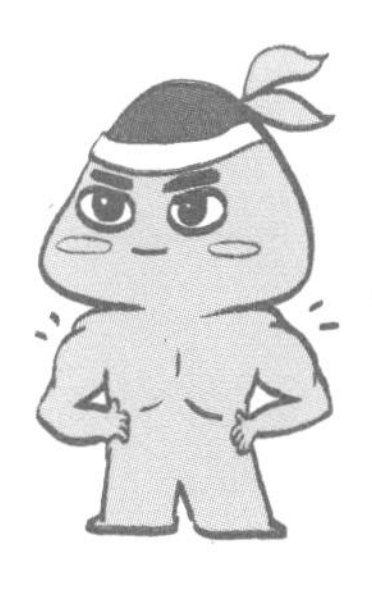

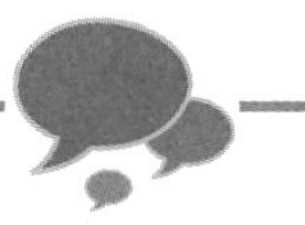

一句话营养

造身体！每天都不能缺少！

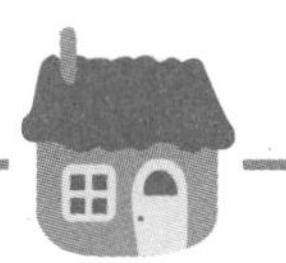

居住地

肉类，比如鸡肉、牛肉、猪肉、羊肉等；

鱼类和贝类，比如草鱼、鲤鱼、鲈鱼、鲅鱼、三文鱼、花蛤等；

蛋类，如鸡蛋、鸭蛋、鹌鹑蛋等；

奶制品，如牛奶、酸奶、奶酪等；

大豆及其制品，如黄豆、豆腐、豆干、腐竹等。

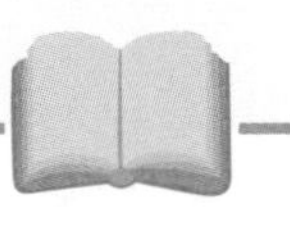

营养介绍

蛋白质是身体里最重要的营养素之一。因为我们要长肌肉、皮肤、内脏、头发、指甲、牙齿等，都离不开蛋白质的帮助。在我们的身体里，住着超过 10 万种蛋白质家族的小伙伴。

调节身体机能的激素、与疾病作斗争的抗体、帮助身体动起来的各种酶都需要用蛋白质做原料。要想长得高高的，健健康康的不生病，蛋白质可是不可缺少的。

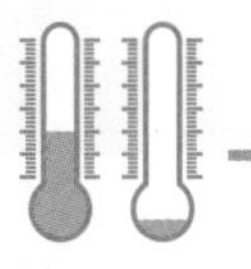

如果缺乏的话……

如果是大人缺乏蛋白质的话，会出现疲倦、体重减轻、容易生病、贫血这些问题，甚至还会水肿。如果是小朋友缺乏蛋白质，那后果就更严重了，会导致生长发育迟缓，头发变色、变脆，体弱无力等。

当人体蛋白质丢失超过 20% 的时候，生命活动就会被迫停止，人就会死亡。

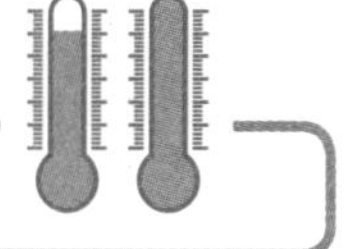

如果过量的话……

蛋白质摄入过量的话，会通过尿液排出去，这个过程会给肾脏增加负担，如果太多的话就会生病的。

所以虽然蛋白质是非常重要的营养素，但是只吃肉不吃蔬菜和米饭也是不可以的哦。

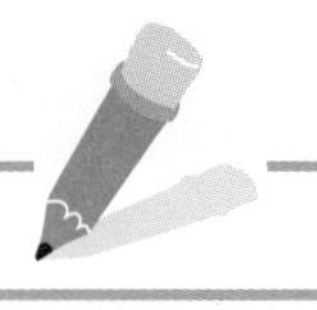

补充营养知识!

氨基酸合成蛋白质

大家都玩过积木吧。我们把一块块不同颜色、不同形状的积木搭到一起，就可以组合成各种各样的结构了。氨基酸也是用这种方式组合成蛋白质的。蛋白质的种类超过10万种，但是实际上合成人体蛋白质的氨基酸有20种（婴幼儿21种）。蛋白质之所以能有那么多的变化，其实就是氨基酸通过各种各样的形式“搭建”在了一起。在这些氨基酸中，有8种（婴幼儿9种）人体不能合成或合成速度不能满足需要的氨基酸，必须通过食物来补充，它们被称为必需氨基酸，分别是赖氨酸、色氨酸、苯丙氨酸、甲硫氨酸、苏氨酸、异亮氨酸、亮氨酸和缬氨酸，婴幼儿还需组氨酸。

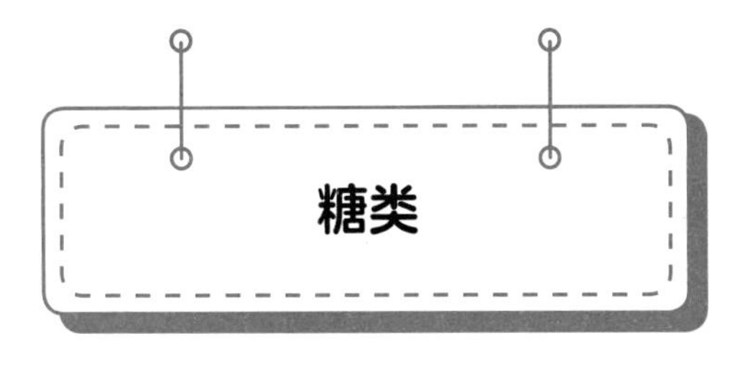

糖类

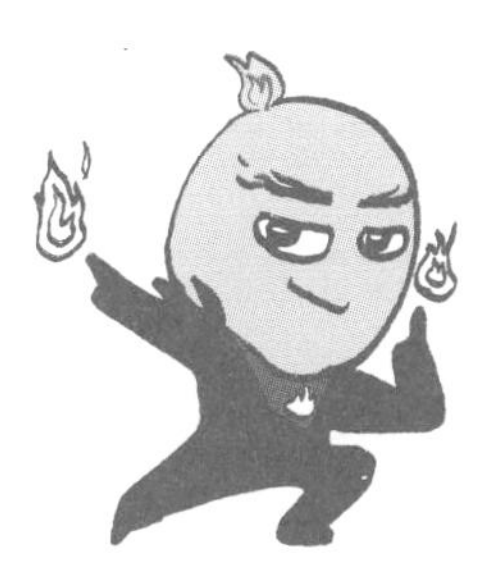

一句话营养

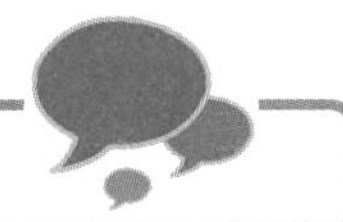

迅速为身体补充能量！

居住地

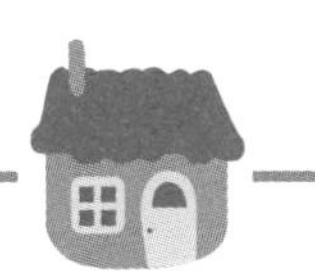

甜食，比如饼干、点心、蛋糕、巧克力、甜饮料、蜂蜜等；

谷类，比如米饭、馒头、面包、玉米、燕麦等；

杂豆类，比如红豆、绿豆、芸豆等；

根茎类，比如红薯、紫薯、土豆、山药等；

水果，比如香蕉、葡萄、西瓜、苹果等。

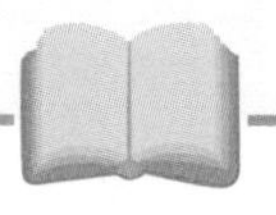

营养介绍

1 克糖能产生 4 千卡的能量，在身体很累的时候，糖类会让你迅速复活！肚子饿得咕咕叫的时候，吃点含糖丰富的食物肚子马上就不饿了，这都是因为糖类可以迅速变成能量。

你有没有发现，有的糖类我们一吃进嘴里就能立刻感受到甜味，比如水果、糖果、甜点等；而有的糖类把甜味隐藏起来了，需要我们慢慢咀嚼才能发现，比如白馒头、白米饭，慢慢咀嚼时才能品尝出甜味。这是因为立刻能吃出甜味的糖，是比较简单的糖，而我们唾液里的唾液淀粉酶，能把馒头里复杂的糖变成简单的糖。

需要特别注意的是，大脑只能利用糖类提供的能量，所以糖类是大脑的专用补给站哦。

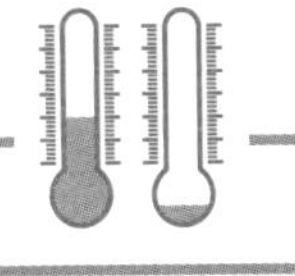

如果缺乏的话……

如果缺少糖类的话，大脑可是会遇到大麻烦。因为不止在学习的时候，玩耍、睡觉的时候大脑也在不停歇地工作着，如果糖类不足，我们就会感到头晕、无力、无法集中注意力，大脑的反应也会变慢，严重缺乏时会眼前发黑，甚至昏迷。

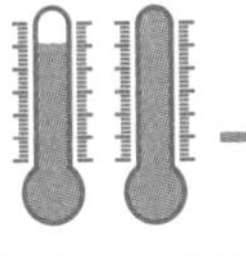

如果过量的话……

但糖类如果吃多了的话，产生的多余能量就会变成脂肪，在身体里累积起来，这样就会让你变成“小胖墩”。而且吃糖太多还会导致龋齿，一定要注意哦。如果想不过量，甜食、点心要少吃，还是好好吃饭、吃菜最重要！

糖类的好伙伴

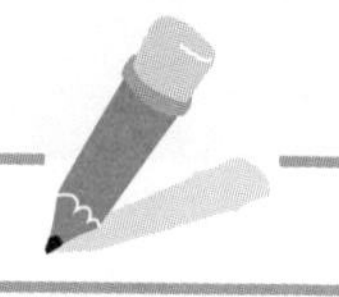

维生素 B_1

糖类要转化为能量需要维生素 B_1 的帮助。维生素 B_1 是碳水化合物代谢所必需的基础物质。

膳食纤维

一句话营养

促进肠道蠕动，有助排出人体垃圾。

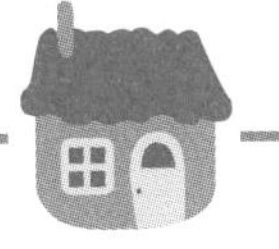

居住地

豆类，如黑豆、黄豆、红豆、绿豆等；

菌藻类，如木耳、海带、裙带菜、口蘑等；

蔬菜类，如胡萝卜、芹菜、油麦菜等；

坚果类，如黑芝麻、杏仁、瓜子、核桃、花生等；

水果类，如石榴、猕猴桃、桑葚等。

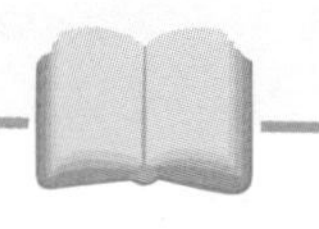

营养介绍

膳食纤维是肠道清洁工，负责把肠道清理得干干净净。膳食纤维分为非水溶性纤维和水溶性纤维两种，就像它们的名字一样，前者不溶于水，后者可以溶于水。

比如说小油菜里含有大量非水溶性纤维，它们像扫帚一样把肠道里的垃圾都清除出去。它们还可以成为肠道里益生菌的食物，帮助益生菌生长，维护肠道菌群平衡。此外，非水溶性纤维还能促进肠道蠕动，预防便秘。

再比如说秋葵和山药富含大量的水溶性纤维，它们质地柔软，在大肠中部分或全部被发酵，可以帮助人体控制胆固醇和血糖水平，有利于预防心脏病和糖尿病等慢性疾病。

总体来说，膳食纤维的能量低，但是体积大，我们没吃下去多少能量，却还能感到肚子饱饱的。所以，减肥的妈妈会很喜欢膳食纤维。

研究表明，适量摄入膳食纤维还有助于降低结肠癌、乳腺癌等癌症的发生风险。

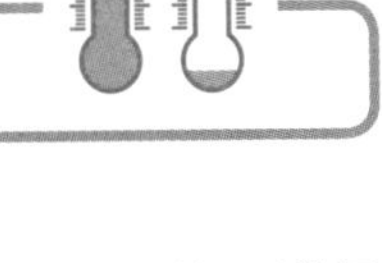

如果缺乏的话……

如果缺少膳食纤维的话，会大便不通。而且肠道里残留的垃圾会产生毒素，让皮肤变得粗糙，屁会很臭，更严重的会成为致癌的原因，所以一定得注意。

很多粗粮和蔬菜都富含膳食纤维，所以我们要多吃些蔬菜，常喝杂粮粥。

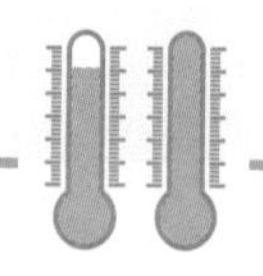

如果过量的话……

虽说膳食纤维对身体有好处，但是也不能吃太多，否则会引起胃肠胀气。尤其是小朋友和老人，胃肠功能弱一些，这种反应就更为明显。另外，摄入过多非水溶性纤维还会影响钙、铁、镁等矿物质的吸收。

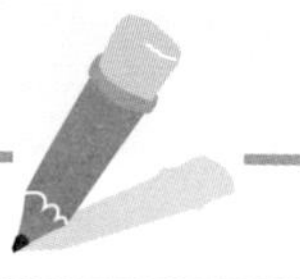

补充营养知识！

膳食纤维和糖类都属于碳水化合物家族哦。

大家都听说过碳水化合物吧？碳水化合物大致分为糖类和膳食纤维。经常说“糖类被人体吸收变为能量，膳食纤维却不能被吸收”，但是实际上，膳食纤维也是可以转化成能量的，虽然只是很少的一点。

碳水化合物 { 糖类 / 膳食纤维 }

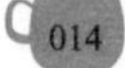

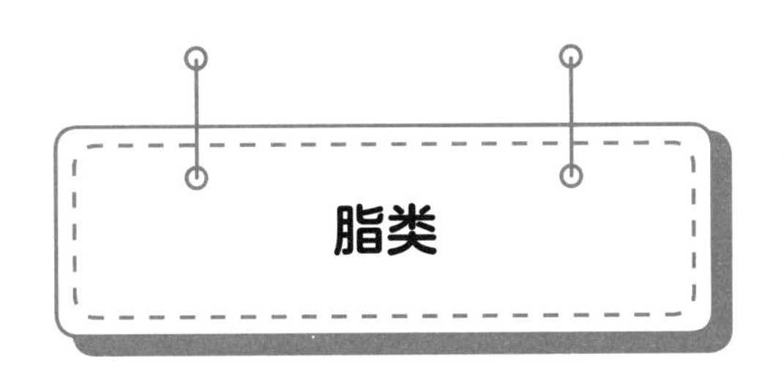

脂类

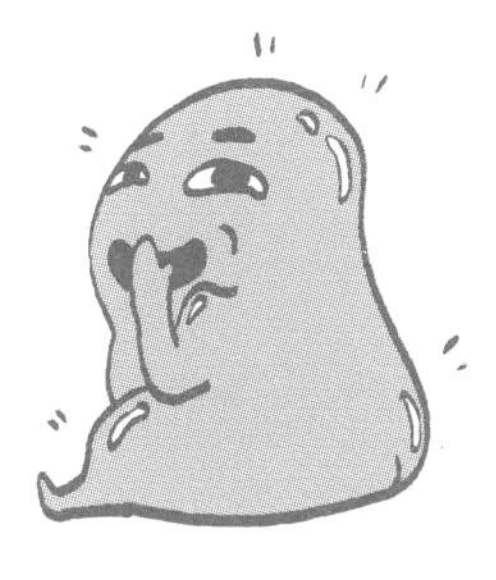

一句话营养

即使是很少一点也可以产生大能量！

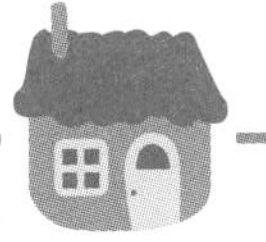

居住地

肉类，如五花肉、肥牛、肥羊、排骨等；

坚果类，如花生、核桃、开心果、瓜子等；

油类，如大豆油、花生油、猪油、黄油等；

多脂鱼类，如金枪鱼、三文鱼、秋刀鱼等；

油炸食品，如油条、炸鸡、薯条等。

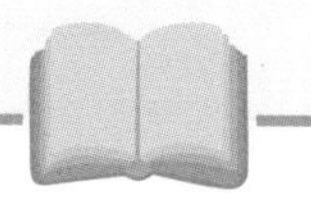

营养介绍

脂类可以生成很多能量，可以说脂类是为身体提供能量的源头。脂类产生的热量是糖类的 2 倍多（1 克脂类能产生 9 千卡热量）——是不是特别强大？

为了防备紧急情况，身体一般会把脂类变成脂肪储存起来。捏捏胳膊下面软乎乎的肉，还有自己的小肚皮——这就是身体储藏的脂肪哦。脂类像气垫一样包裹着骨头、肌肉和内脏，保护它们，并且还能帮助身体隔热保暖。

另外，脂类也是一些激素的重要原料，这些激素具有调节身体功能的作用。

有些维生素只能溶于油，也就是脂类，所以脂类还有助于这些维生素的吸收。

虽然现在好多人都害怕脂肪，但是脂类真的对我们的健康非常重要。

如果缺乏的话……

脂类和蛋白质一起合作帮助我们长身体。就拿组成身体的细胞来说吧，它们都跟脂类有关联，因为生成包裹细胞的外膜——细胞膜就是脂类的一项重要工作。而细胞搭建了我们整个身体，所以如果少了脂类的话，皮肤就会变得粗糙；血管也是由细胞组成的，如果少了脂类的话，血管会变得很薄，容易出血。而且严重缺乏脂类的话会导致小朋友生长延缓。

如果过量的话……

虽说脂类对身体有好处，但是也不能吃太多。由于脂类所含的热量远远大于糖类和蛋白质，所以大量吃炸鸡、薯条等富含脂类的食物会导致肥胖，让小朋友变成“小胖墩”，不仅影响外观，还会增加患多种疾病的风险，比如糖尿病、心血管疾病等。

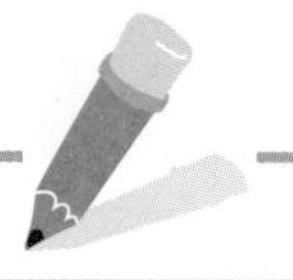

脂类的好伙伴

维生素 B_2

如果没有维生素 B_2 的帮助，脂类是不容易被转化为能量的。所以说，想减肥的话，维生素 B_2 是不可或缺的营养素哦。

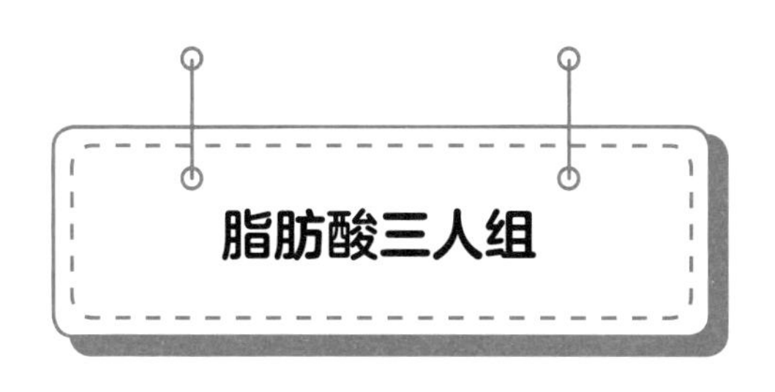

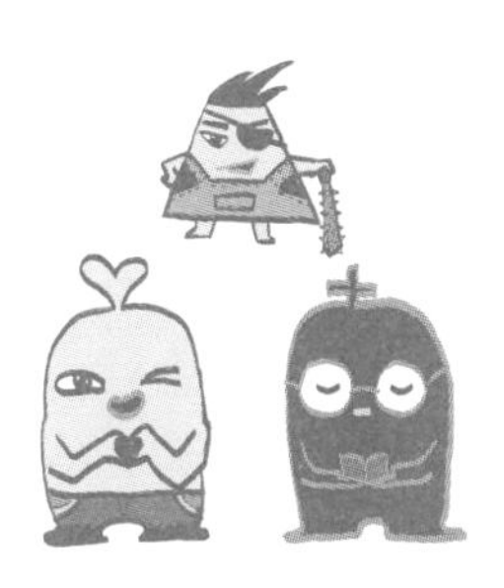

一句话营养

饱和脂肪酸

让血液变得黏稠，过多会导致肥胖，增加患心血管疾病的风险。

多不饱和脂肪酸

提供人体必需脂肪酸，有助心血管健康。

单不饱和脂肪酸

对人体最健康的脂肪酸，有助降低血脂。

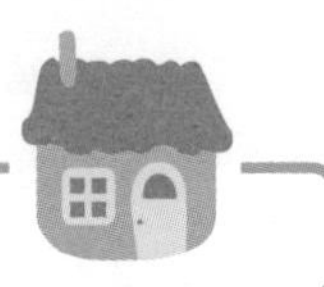

居住地

饱和脂肪酸——肉类，如猪肉、牛肉等，植物油，如棕榈油、椰子油等；

多不饱和脂肪酸——鱼类，如鲅鱼、三文鱼等；植物油，如大豆油、葵花籽油等；坚果，如核桃、开心果等；

单不饱和脂肪酸——橄榄油、亚麻籽油。

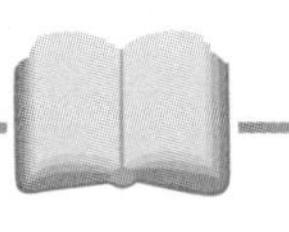

营养介绍

脂肪酸是脂类的原料之一。从广义上分类的话，脂肪酸分为饱和脂肪酸和不饱和脂肪酸。其中，不饱和脂肪酸又分为多不饱和脂肪酸和单不饱和脂肪酸。

比如棕榈酸就是饱和脂肪酸的一种，它的作用是提高血脂和增加胆固醇，而胆固醇是细胞外膜的原料。

但是如果胆固醇和脂肪过多的话，就会影响身体健康。这个时候就需要不饱和脂肪酸，它们会帮助减少胆固醇和脂肪，让血液流动得更顺畅。

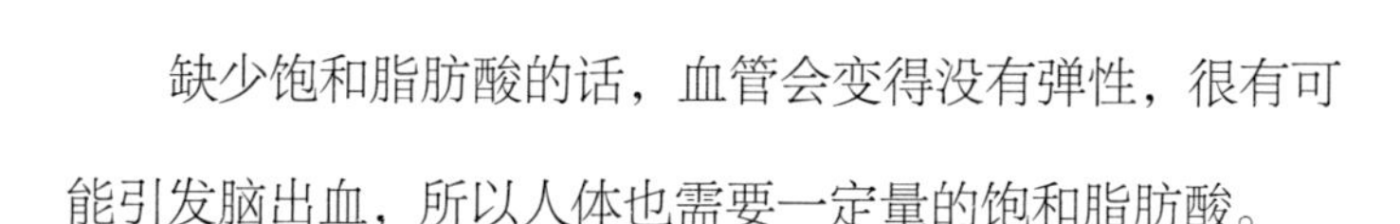

如果缺乏的话……

缺少饱和脂肪酸的话，血管会变得没有弹性，很有可能引发脑出血，所以人体也需要一定量的饱和脂肪酸。

缺少不饱和脂肪酸的话，容易出现各种过敏症状，可能导致高血压、冠心病、脑卒中等多种疾病。

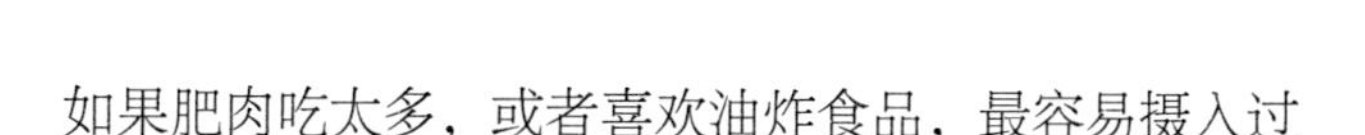

如果过量的话……

如果肥肉吃太多，或者喜欢油炸食品，最容易摄入过量的就是饱和脂肪酸！血液中脂肪过多的话，会堵塞血管。另外要注意的是，不管是饱和脂肪酸还是不饱和脂肪酸，说到底都是脂肪，摄取过量都会引起肥胖。

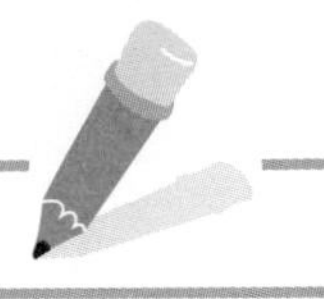

补充营养知识！

结合脂肪酸的甘油

脂肪酸是构成脂类的主要成分。脂类不同，主要取决于其中所含的脂肪酸不同。而甘油就是将不同的脂肪酸结合起来的物质。

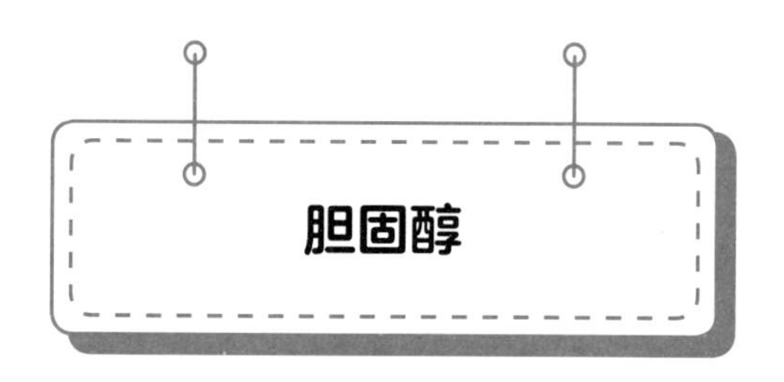

胆固醇

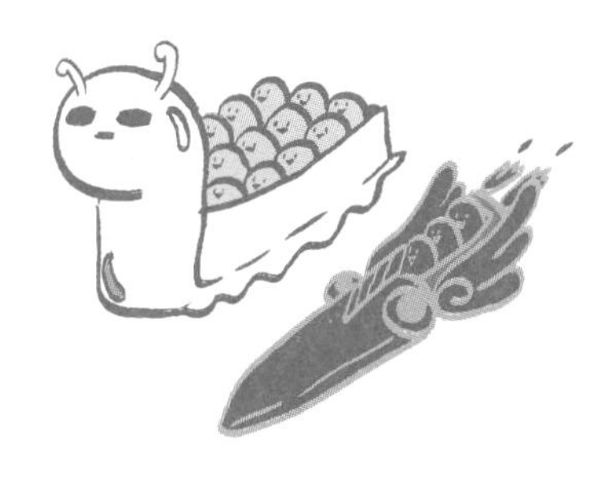

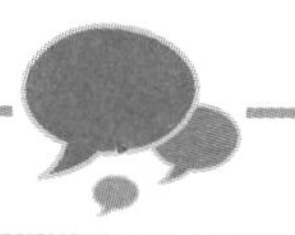

一句话营养

LDL（低密度脂蛋白）

可以搬运很多很多的胆固醇哦！

HDL（高密度脂蛋白）

回收胆固醇！

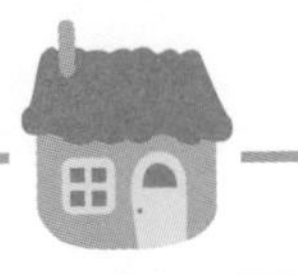

居住地

蛋黄，如鸡蛋黄、鸭蛋黄、鹌鹑蛋黄等；

动物内脏，如猪脑、鸡肝、鸭肝、鹅肝等；

肉类，如肥牛、肥羊、排骨等；

水产品，如草鱼、鲍鱼、对虾、牡蛎、蟹黄等。

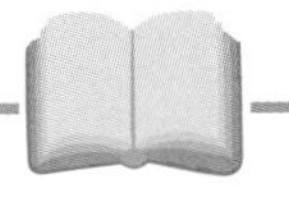

营养介绍

胆固醇是脂类的一种。最近这些年，人们觉得胆固醇很可怕，其实这是个误解。胆固醇是构建每个细胞所必需的物质，也是多种固醇类激素和胆汁的制造原料。换句话说，胆固醇是一种身体运转所需的有用成分，若代谢正常，它根本不是坏东西。

如此重要的胆固醇，人体是可以自己生成的。人体中的胆固醇 2/3 以上都是自己合成的。肝脏每天合成 1000~2000 毫克胆固醇，正常情况下，从食物中摄取的只有几百毫克。

胆固醇大多集中在肝脏里，血液把它们运送到身体里每个需要的地方。这时候发挥作用的就是LDL和HDL了。LDL把胆固醇从肝脏运送到全身，很像大卡车，HDL在身体里到处巡游，把多余的胆固醇回收后送回肝脏，虽然一次不能运送很多，但是像飞车一样神速。

如果缺乏的话……

胆固醇是保证身体健康的一个必要营养。如果缺少的话，血管会变薄而引起出血，导致身体产生各种不适。但是人体是可以生成胆固醇的，所以不用太担心。

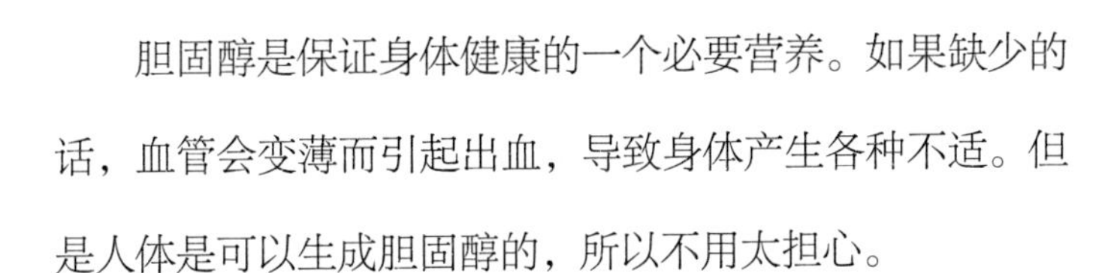

如果过量的话……

LDL太多会堆积在血管里，如果造成堵塞的话，会引起脑梗死、急性心肌梗死。因为堵塞，营养和氧气运送不到身体各处，可能还会危及生命……即使是可以回收胆固醇的 HDL 也仍是脂肪的一种，所以注意不要摄入过量。

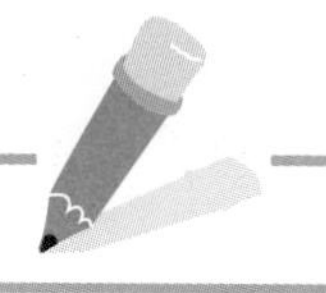

补充营养知识！

血液中胆固醇的形态

胆固醇是脂类的一种，它们在血液中是以什么状态存在的呢？事实上，胆固醇在血液里的时候是被蛋白质包围着的。以 HDL、LDL 这两种形态存在于血液里。

身体会把从食物中吸收的营养变成能量，保证我们有充沛的精力学习和玩耍。比如说把鸡蛋里的蛋白质取出来转换为生长皮肤和指甲的原料，把米饭里的糖类吸收变成热量……

为了让这样的工作顺利进行，身体里需要发生很多的“化学反应”。在这些化学反应发生的时候，最活跃的就是维生素。虽然跟三大产能营养素相比，人体对维生素的需求量很小，它们既不是长身体的原料，也不能转化为能量，但是如果没有维生素的帮助，蛋白质、脂类和糖类就不能顺利地完成自己的工作。

维生素

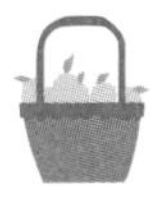

维生素 B_1　维生素 B_2　烟酸　泛酸

维生素 B_6　生物素　叶酸　维生素 B_{12}　维生素 C

维生素 A　维生素 D　维生素 E　维生素 K

根据溶解性不同，可以把维生素分为两大阵营：水溶性维生素和脂溶性维生素。水溶性维生素，顾名思义就是可以溶于水。它们在有水存在的情况下被人体直接吸收进入血液。如果摄入过多时，会随尿液排出体外，在体内的储备量比较小。水溶性维生素总共有9种，包括8种B族维生素和维生素C。

脂溶性维生素易溶于油脂，需要脂肪的帮助才能被人体吸收。它们可以储存在身体里，需要时再动用。但是过量的话可能会引起中毒，要多多注意。脂溶性维生素总共有4种，包括维生素A、维生素D、维生素E和维生素K。

维生素一共有13种。虽然需要的量不多，但是由于有些维生素身体不能自己生成，或者身体可以自己生成但不能满足人体的健康需要，所以要不断地从食物里补充。

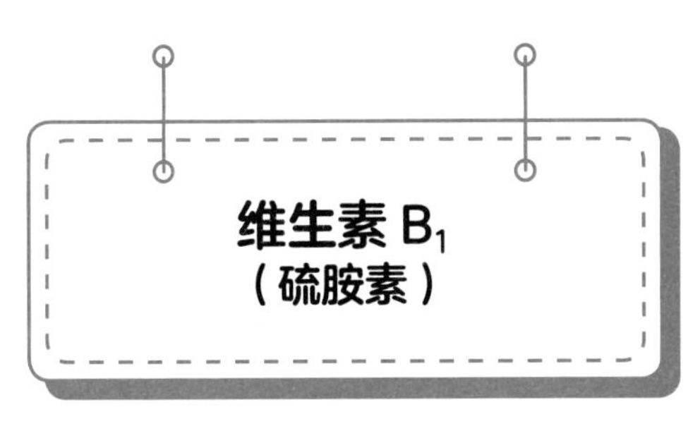

维生素 B_1
（硫胺素）

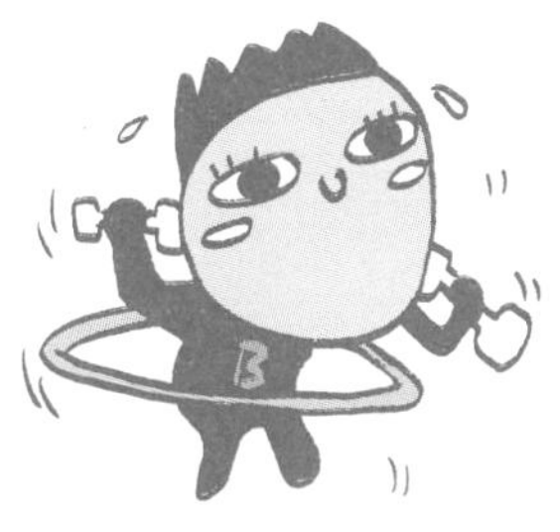

一句话营养

赶走疲劳，恢复精气神儿！

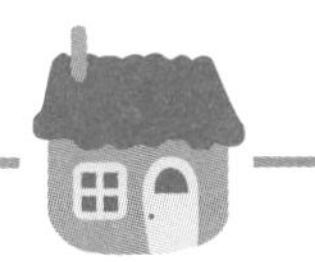

居住地

粗杂粮，如全麦面粉、燕麦、大麦、小米、大黄米、糙米、黑米等；

豆类，如大豆、红豆、芸豆、绿豆、豌豆等；

肉类，如瘦猪肉，动物肝脏、肾脏等；

坚果，如花生、芝麻、开心果等；

其他，蛋黄、牛奶等。

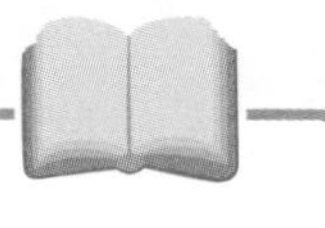

营养介绍

维生素 B_1 也叫抗神经炎因子，是第一个被发现的 B 族维生素，所以是老大哦。它重要的任务之一就是把身体里聚集的疲劳一股脑儿地赶出去！人体在运动的时候，会产生一种叫乳酸的物质，积少成多后我们就会感觉又累又乏。这个时候维生素 B_1 会帮助乳酸转化成能量，就可以赶走疲劳感了。

维生素 B_1 另一个重要的任务是协助糖类转化为能量。如果缺乏维生素 B_1，糖类就会变成脂肪，导致肥胖，这个要注意哟！ 也要记得告诉爱美的妈妈，缺乏维生素 B_1 可是会长胖的呀。

另外，大脑和神经系统工作的时候也需要维生素 B_1。前面讲糖类时说过，给大脑提供能量只能依靠糖类，但是即使在糖类很充足的情况下，我们有时还会有烦躁的感觉，或者感觉很有压力，这种情况可能是因为缺少了维生素 B_1 哦！

如果缺乏的话……

如果经常吃精米白面，很少吃杂粮的话，就很有可能缺乏维生素 B_1。另外，如果经常腹泻或者酗酒的话，也容易导致维生素 B_1 的缺乏。

如果缺少维生素 B_1 的话，有可能得脚气病，这可不是香港脚那种脚气，而是对神经血管系统的损伤。这种脚气病会导致心脏功能降低，进而引起脚的浮肿，或者会损害神经引起多发性神经炎，或者脚部麻痹等。严重的情况下，这种病症会引发死亡。

喜欢吃甜食的小朋友要注意了，甜食吃得多，也可能会过度消耗维生素 B_1。特别是不吃饭只吃甜食的话，维生素 B_1 需要一直帮助糖类转化为能量，就没有多余的精力去赶走疲劳了。如果感到脑子空白、身体疲乏，那可能是维生素 B_1 不足的征兆！如果你有喜欢吃甜食的朋友，赶紧把维生素 B_1 的事儿告诉他吧。

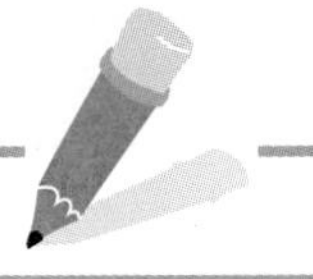

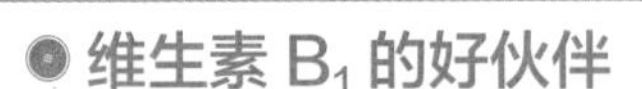

维生素 B_1 的好伙伴

糖类

维生素 B_1 会协助糖类转化成能量哦。

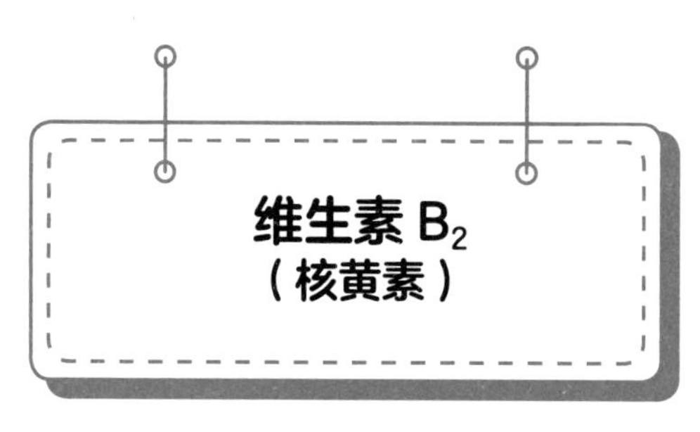

维生素 B_2（核黄素）

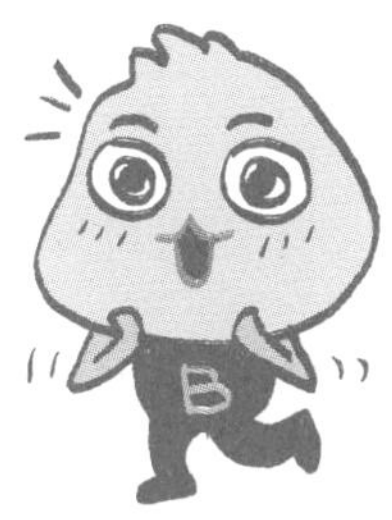

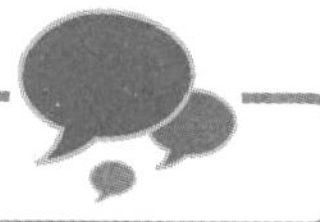

一句话营养

有助于维持皮肤和黏膜健康。

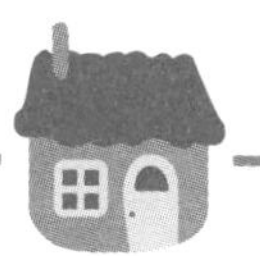

居住地

奶类，如牛奶、酸奶、奶酪等；

深绿色蔬菜，如芥菜、小油菜、菠菜等；

肉和鱼类，如猪肝、牛肉、秋刀鱼、鳗鱼、鲫鱼等；

坚果，如花生、核桃、松子、栗子等；

其他，如鸡蛋、大豆等。

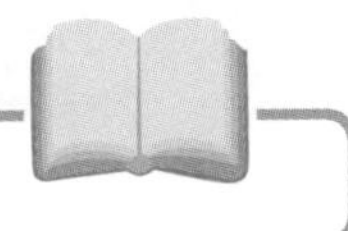

营养介绍

1872 年，一位英国化学家在牛奶的上层乳清中发现了维生素 B_2。1933 年，科学家从牛奶中分离提纯出了这个物质。

明晃晃的黄色是维生素 B_2 的特征。维生素 B_2 参与体内生物氧化与能量生成。比如小朋友爱吃的红烧肉里面就富含脂类，维生素 B_2 可以帮助脂类转化成很多的能量。特别是喜欢吃油腻食物的人，或者正在减肥的人，需要好好摄取维生素 B_2。

维生素 B_2 还能维持肠黏膜的结构与功能，影响铁的吸收和转运过程。

如果缺乏的话……

缺乏维生素 B_2 首先会让人感觉疲倦，口腔疼痛，眼睛出现瘙痒和烧灼感。有的小朋友可能得过口角炎，就是嘴角流血、结痂和化脓，嘴一张开就好痛，这很可能是缺乏维生素 B_2 了。

缺乏维生素 B_2 皮肤也容易变差，比如皮肤出油、易长痘痘、皮肤瘙痒等。特别是爱长痘痘的小朋友，注意补充维生素 B_2 哦。儿童发育迟缓也可能是因为缺少了维生素 B_2。

如果维生素 B_2 不足的话，脂类不能很顺畅地转化成能量，就很容易变胖。

维生素 B_2 不能被储存在体内，建议大家每天都摄取。食物的烹调方法不同，维生素的损失程度也不同，比如蒸米饭比捞饭损失少，炒菜要比油炸损失少。

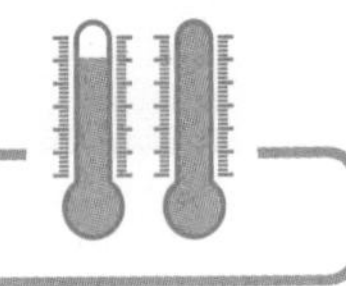

如果过量的话……

人体肠道对维生素 B_2 的吸收是有上限的，所以就算是摄入特别多，也不会造成过量而引起中毒。

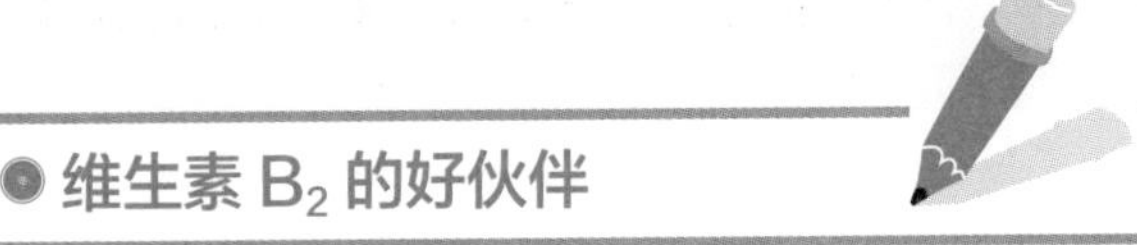

维生素 B_2 的好伙伴

脂类

前面讲过啦，维生素 B_2 可以帮助脂类转化为能量。

泛酸

脂类在转化成能量时，其实需要泛酸和维生素 B_2 的共同协助。

维生素 B_6

维生素 B_6 要想在体内很好地发挥作用，也少不了维生素 B_2 的帮助。

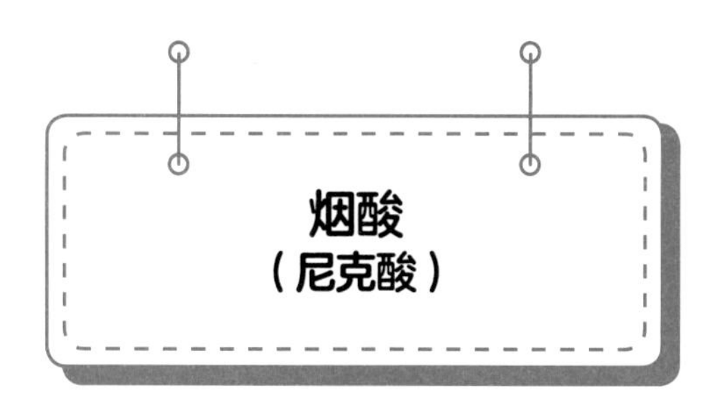

烟酸
（尼克酸）

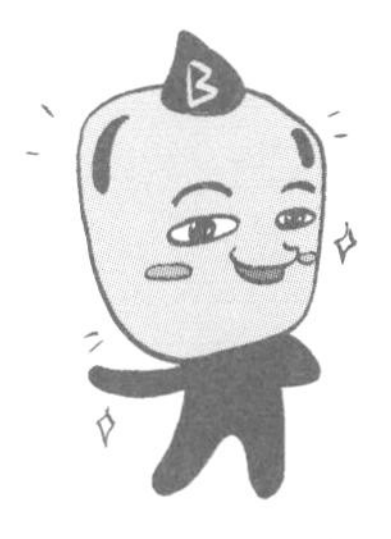

一句话营养

参与三大产能营养素转化成能量，参与蛋白质等物质的转化，调节葡萄糖代谢。

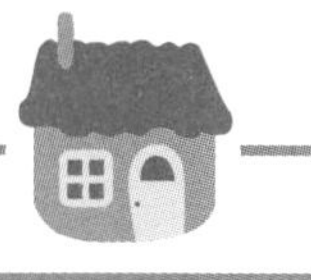

居住地

坚果，如花生、瓜子、核桃、开心果等；

肉类，如鸡肉、瘦猪肉、瘦牛肉、动物内脏、带鱼等；

全谷物，如糙米、小米等；

菌类，如口蘑、香菇等。

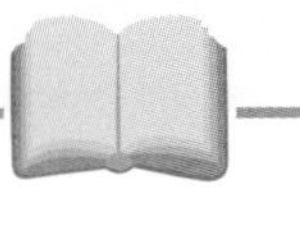

营养介绍

1867 年，德国化学家 Huber 利用在烟草中提取的尼古丁制得了烟酸。

烟酸不但可以从食物中摄取，氨基酸中的色氨酸也可以在人体内被合成烟酸。

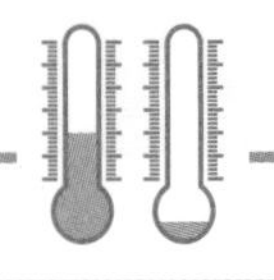

如果缺乏的话……

如果缺少的话，会导致糙皮病，也叫癞皮病，开始的时候会出现食欲下降，然后会感觉疲倦乏力，还伴有体重下降、肚子疼、消化不良、容易兴奋、注意力不集中等症状，随着病情的进展，会出现三个典型的症状：皮炎（dermatitis）、腹泻（diarrhoea）和痴呆（dementia）。

因为这三个症状的英文都是以 D 开头的，所以又叫 3D 症。

除此之外，缺乏烟酸还会导致口疮、口腔异味、失眠、抑郁、易疲劳等，还是要多注意的。

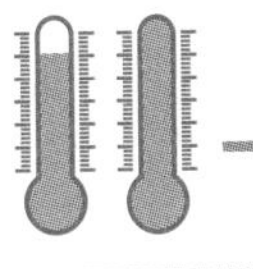

如果过量的话……

如果身体里的烟酸过量的话，会出现皮肤变红、呕吐、腹泻、肝脏不好等症状。

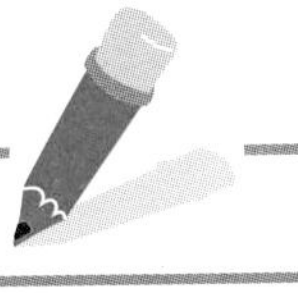

烟酸的好伙伴

维生素 B_6

如果没有维生素 B_6 的帮助，人体是无法将色氨酸转化为烟酸的。

蛋白质

糖类

脂类

三大产能营养素要很好地发挥作用，烟酸是不可缺少的。

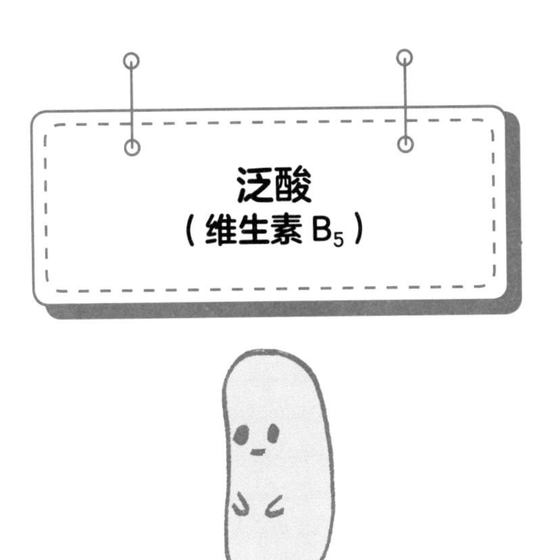

泛酸（维生素 B_5）

一句话营养

参与能量代谢的重要成分。

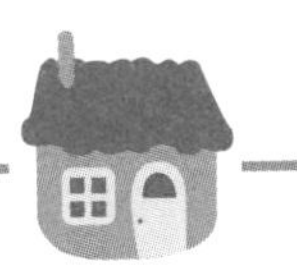

居住地

动物肝脏（如鸡肝、鸭肝、牛肝、鹅肝等）和肾脏；

肉和鱼类，如鸡肉、牛肉、猪肉、鲫鱼等；

全谷类，如燕麦、小米等；

坚果类，如花生、核桃等；

其他，如蛋黄、蘑菇等。

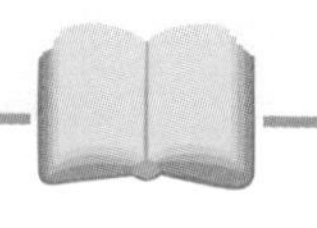

营养介绍

泛酸这个名字，是因为它在动植物中都广泛存在而得名的。

糖类、脂类、蛋白质转化为能量的过程中，泛酸作为核心参与代谢。可以说如果没有泛酸，脂肪不会燃烧，因为这些物质转化为能量时所需的辅酶 A 是以泛酸为原料的。

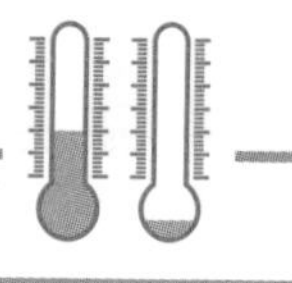

如果缺乏的话……

几乎所有的食物中都含有泛酸，所以只要好好吃饭，几乎不会导致泛酸缺少。

泛酸的好伙伴

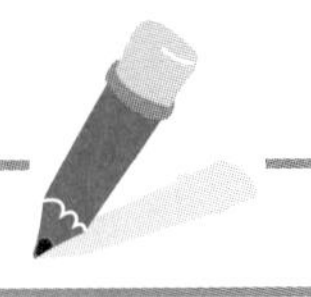

蛋白质

糖类

脂类

泛酸协助三大产能营养素转化成能量。

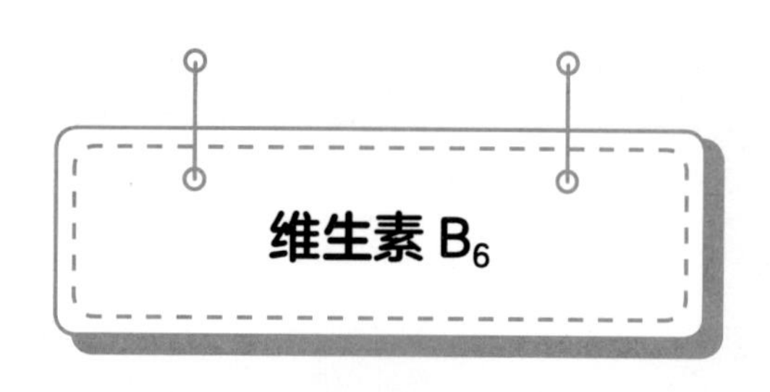

维生素 B_6

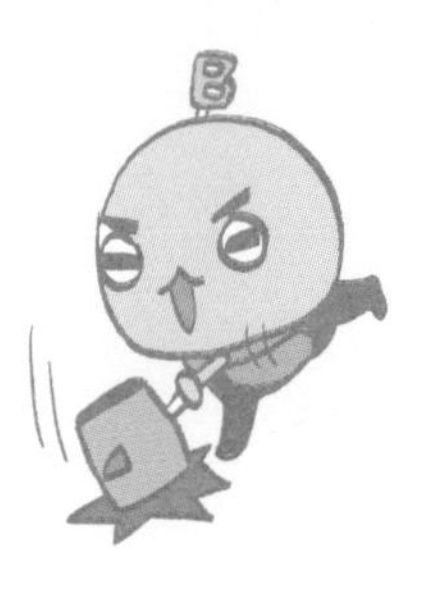

一句话营养

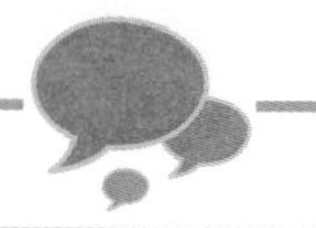

参与氨基酸、糖原和脂肪酸的代谢。

居住地

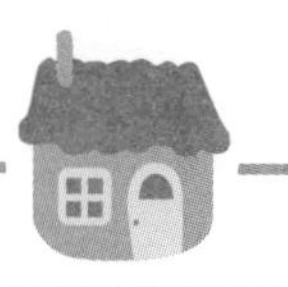

肉和鱼类，如牛肉、鸡肉、猪肉、羊肉、金枪鱼、鲫鱼等；

坚果类，如榛子、花生、腰果、松子等；

其他，如芹菜、香蕉、土豆、韭菜、西蓝花、辣椒等。

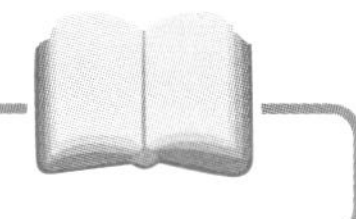

营养介绍

为了让蛋白质能在身体里充分发挥作用，维生素 B_6 可是在背地里使了好大的劲儿。

各种氨基酸组合在一起，就合成了蛋白质。蛋白质又可以被分解，再变成氨基酸。氨基酸被运送到身体中需要它们的地方，去生成指甲、皮肤、头发等，在那里被重新组合，在这个过程中可是需要维生素 B_6 的支持！分解蛋白质转化成能量这个工作也是维生素 B_6 的哦。

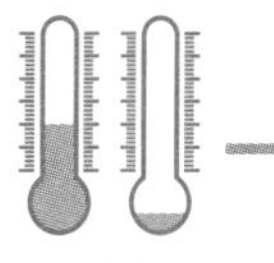

如果缺乏的话……

缺少维生素 B_6 时，最明显的症状是脂溢性皮炎，眼睛、鼻子和口腔周围的皮肤会严重出油，变得粗糙，还会出现口腔炎症。即使吃了鱼肉蛋等富含蛋白质的食物，但是如果维生素 B_6 的工作没跟上，那么生成皮肤的原料也不能被更新，就会导致皮肤以及黏膜出现各种不好的状况。

维生素 B_6 缺乏还会造成人体免疫功能受损，消化系统紊乱。

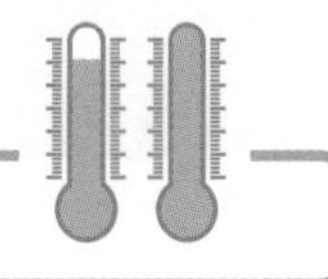

如果过量的话……

平时正常吃饭，不会导致维生素 B_6 过量。只有长期大量服用维生素 B_6 补充剂才可能引起过量的不良反应，主要表现在感觉神经上。

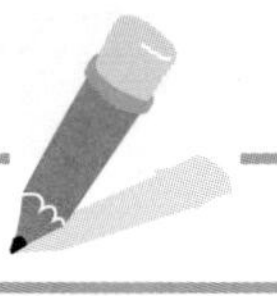

维生素 B_6 的好伙伴

蛋白质

蛋白质的分解与合成都需要维生素 B_6 的协助。

维生素 B_2

如果没有维生素 B_2，维生素 B_6 就不能很好地发挥作用。

烟酸

维生素 B_6 协助烟酸的生成。维生素 B_1、维生素 B_2 和烟酸的缺乏经常同时存在。

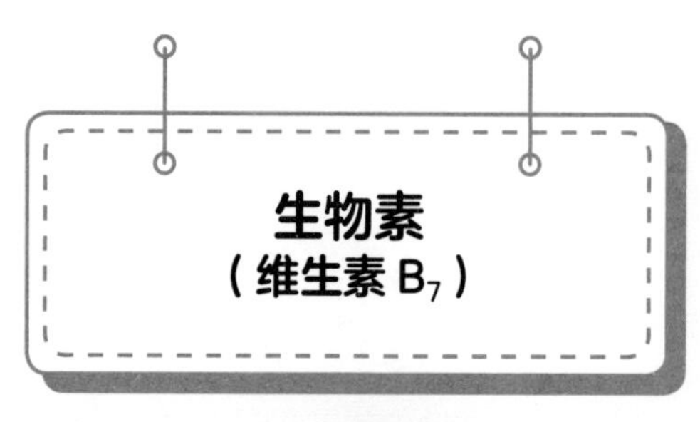

生物素
（维生素 B_7）

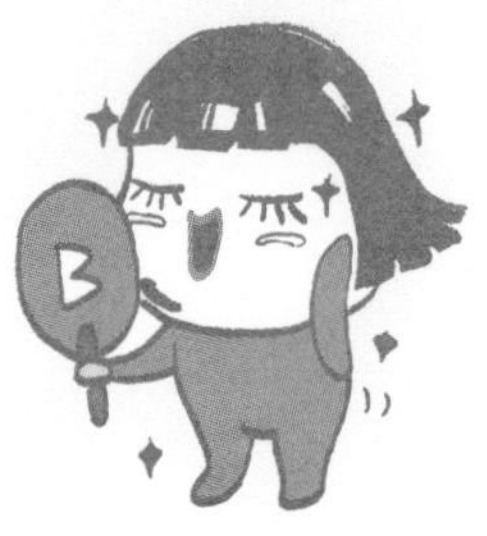

一句话营养

让皮肤和头发保持良好状态！

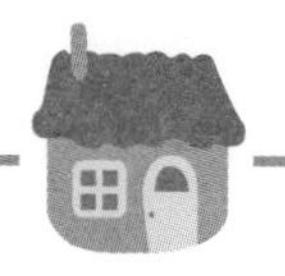

居住地

动物肝脏，如鸡肝、猪肝、鸭肝、牛肝等；

坚果类，如花生、瓜子、榛子、杏仁、核桃等；

其他，如鸡蛋黄、豆类、腐竹、甘蓝、豌豆苗等。

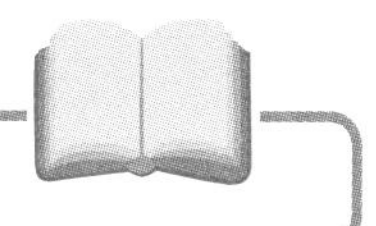

营养介绍

20世纪30年代，科学家发现用生鸡蛋的蛋清喂食大鼠会导致大鼠脱毛和皮肤损伤，而在肝脏中发现了一种物质可以防治这个症状，这种物质就是生物素。

生物素还有一个名字叫“维生素H”，因为它是在德国被发现的，而德语中“haut”是皮肤的意思，所以就取了开头字母来命名。

为了让皮肤保持弹性，头发保持光泽，生物素发挥了很大的作用。事实上，生物素还被用在治疗特应性皮炎的药品中。要想一直保持美丽，好的皮肤和光泽亮丽的头发是不容忽视的，所以女孩子一定要有意识地摄取生物素哦。

除此以外，生物素还要做的工作是支持糖类、脂类、蛋白质转化为能量。现在科学家们还认为，生物素有基因调节作用。

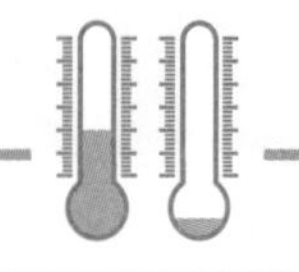

如果缺乏的话……

生物素的来源非常广泛，而且肠道细菌也在制造生物素，所以只要每天好好吃饭就不用担心生物素缺乏。

如果长期摄入生的鸡蛋蛋清，长期服用抗生素类药品，胃肠道吸收障碍的话，会导致生物素的减少，建议咨询下医生比较好。

如果真的缺乏生物素的话，有的人会出现头发变细、失去光泽甚至脱发的情况；皮肤也会变得不光滑，甚至出现鳞片状和红色皮疹。有的人还会出现结膜炎。

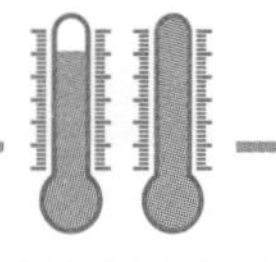

如果过量的话……

生物素的毒性很低，目前还没有发现对人有什么不利的影响。

生物素的好伙伴

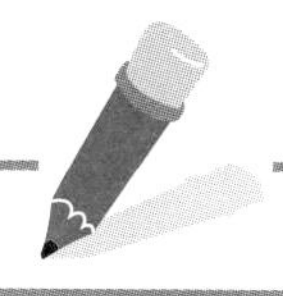

蛋白质

糖类

脂类

生物素在三大产能营养素转化为能量的过程中提供帮助。

从今天开始得好好摄取！

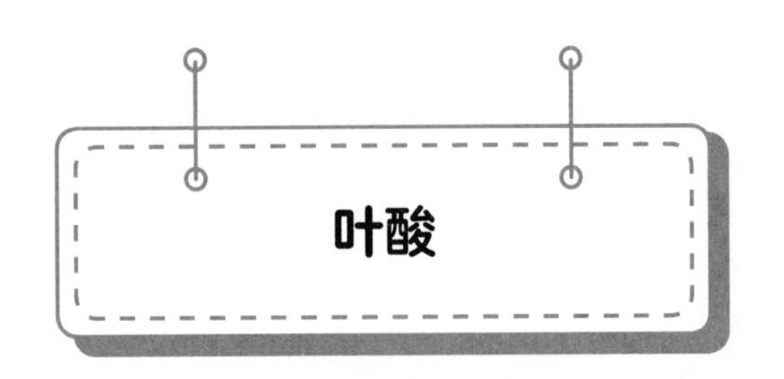

叶酸

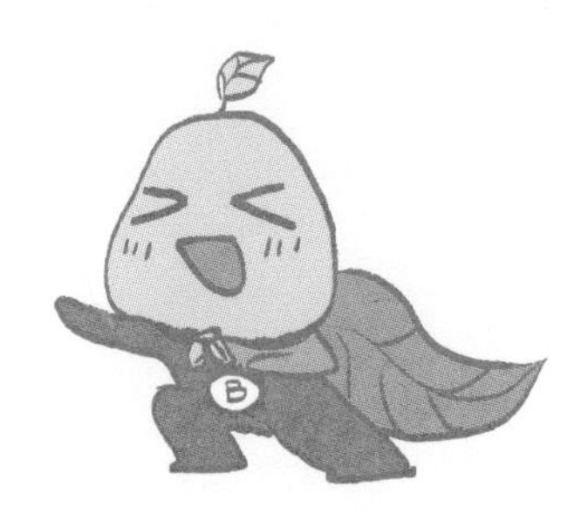

一句话营养

有益心血管健康，预防贫血，保障胎宝宝健康。

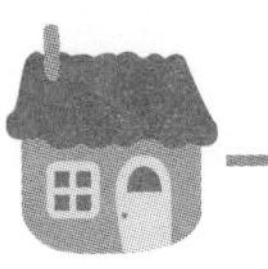

居住地

绿叶菜，如油菜、芦笋、小白菜、芹菜、鸡毛菜、韭菜、西蓝花等；

动物内脏，如猪肝、鸡肝、牛肝、猪肾等；

水果，如橘子、草莓、菠萝、山楂等；

豆制品，如黄豆、北豆腐、腐竹等；

坚果，如西瓜子等。

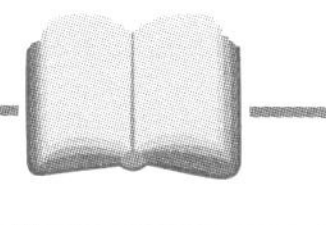

营养介绍

叶酸还被叫做维生素 M。1941 年，叶酸被科学家从菠菜叶子中提取出来，所以给了它“叶酸”这个名字。

叶酸和维生素 B_{12} 一起，帮助制造红细胞。血液里的主要成分就是红细胞，它是负责把氧气运送到身体各个部位的细胞，虽然没有孔，但是中间有个凹陷，看起来像甜甜圈的形状。如果少了叶酸的话，红细胞的形状就会变得很奇怪，就不能很好地运送氧气了。

除此之外，叶酸还是孕妇必需的营养。它能够帮助制造满载遗传信息的 DNA、RNA，是关系到胎儿正常生长发育的重要营养。

如果缺乏的话……

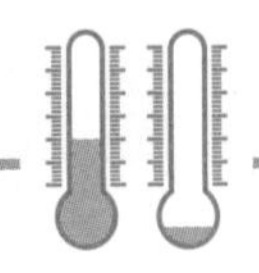

如果叶酸少了的话，首先会出现的就是贫血，这种贫血叫巨幼红细胞贫血，有头晕、乏力、精神萎靡、面色苍白的症状。这是因为红细胞没有很好地发挥作用、体内的氧气就会变少，人就会变得没有精神。同时还会出现舌炎、食欲下降和腹泻等消化系统症状。

特别需要注意的是孕妇，如果缺少叶酸的话，很容易造成肚子里的胎儿发育迟缓或者流产，还可能导致胎儿神经管缺陷，出现畸形……所以专家们建议女性在准备要怀孕的时候，就要开始补充叶酸。

顺便要说一下的是，对于喜欢抽烟喝酒的人来说，叶酸的消耗也会变多，所以大家要告诉喜欢抽烟的爸爸，要多多摄取叶酸哦。此外，多种药物也会影响叶酸的吸收利用，比如抗癌药、抗酸药、阿司匹林、避孕药等。

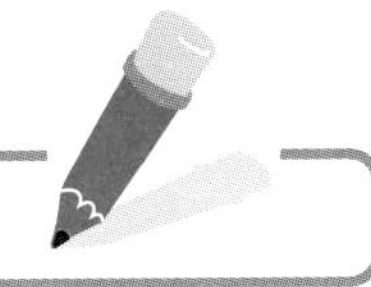

叶酸的好伙伴

维生素 B_{12}

在制造红细胞的时候，维生素 B_{12} 成为叶酸的搭档一起活动哦。

不能挑食，绿色蔬菜也是必须吃的！

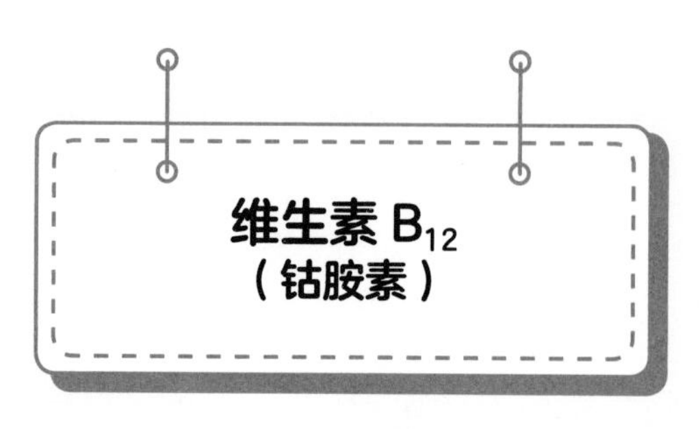

维生素 B_{12}（钴胺素）

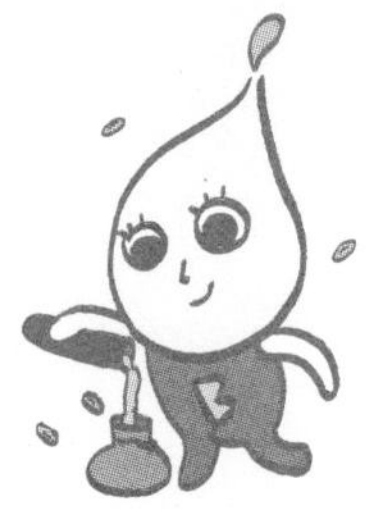

一句话营养

和叶酸一起工作，让红细胞更顺利地被制造出来！

居住地

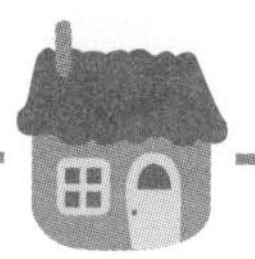

动物肝脏，如牛肝、猪肝、鸡肝等；

贝类和鱼类，如蛤蜊、牡蛎、秋刀鱼等；

奶类，如牛奶、酸奶、奶酪等；

发酵食品，如酱油、醋、腐乳、豆酱、醪糟、纳豆等。

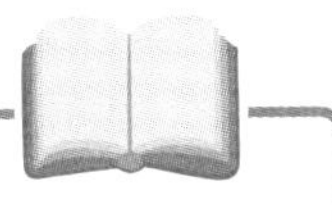

营养介绍

维生素 B_{12} 的身体是赤红色的，所以还被叫做“红色维生素”。

维生素 B_{12} 最厉害的能力，就是和叶酸搭档帮助生成红细胞。如果没有维生素 B_{12} 的话，红细胞就会变得越来越大，而数量越来越少，这样会导致红细胞无法完成自己的本职工作——负责把氧气搬运到身体每一处。如果没有氧气的供应，能量生成的效率会大大降低，所以维生素 B_{12} 是非常重要的。

维生素 B_{12} 还有一个重要任务，就是调节大脑及脊髓中控制全身的中枢神经，以及遍布全身的末梢神经。研究发现，患阿尔茨海默症的病人，脑中维生素 B_{12} 的含量很少。

如果缺乏的话……

如果缺少维生素 B_{12} 的话，全身会陷入能量不足的状况，会让你觉得乏力、头晕、气短。这种病被称作巨幼红细胞贫血。

缺少维生素 B_{12} 还会导致神经传导功能下降，出现精神抑郁、记忆力下降、四肢震颤等神经症状。

只要饮食均衡，就不用担心维生素 B_{12} 会不足。但是如果有人“不吃肉、不吃鱼”的话就不同了。因为维生素 B_{12} 不含在蔬菜里，而富含在肉类食物里，所以长期吃素的人就要注意了，很有可能会缺少维生素 B_{12}，可以多吃一些发酵食品来补充。

维生素 B_{12} 的好伙伴

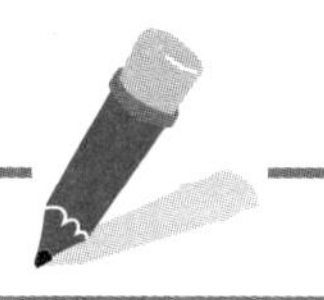

叶酸

叶酸和维生素 B_{12} 一起合作，帮助红细胞保持健康的形状。

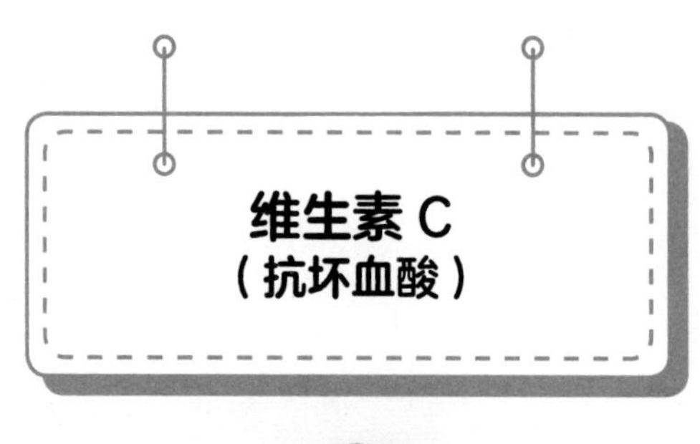

维生素 C（抗坏血酸）

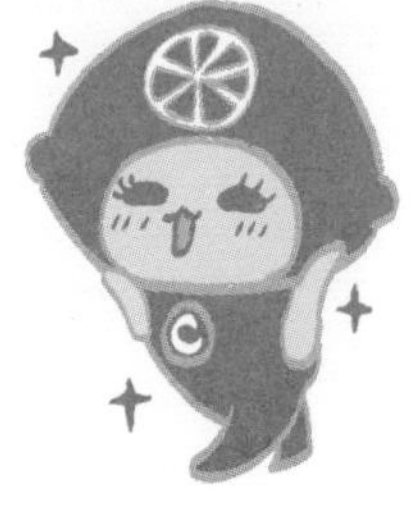

一句话营养

提高免疫力，还参与胶原蛋白的合成，滋养皮肤，抗衰老。

居住地

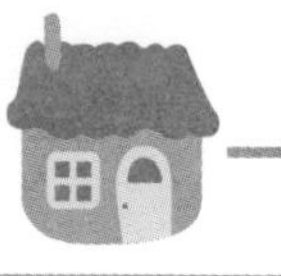

新鲜蔬菜，如青椒、西蓝花、菠菜、韭菜、番茄等；新鲜水果，如鲜枣、猕猴桃、山楂、柑橘、草莓、柚

子、葡萄等；

根茎类，如土豆、红薯等。

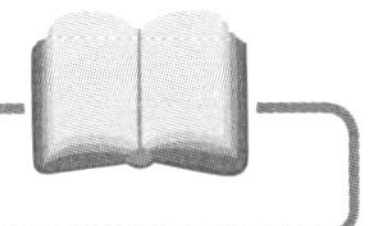

营养介绍

缺乏维生素 C 导致的坏血病是最早被发现的维生素缺乏病之一，早在公元前 1550 年就有关于坏血病的记载。近年来，营养学界对维生素 C 的摄入量与慢性病的预防进行了很多研究，取得了重要的研究进展。

维生素 C 主要有四大功能。

参与体内多种重要物质代谢。比如维生素 C 参与胶原蛋白合成，而胶原蛋白就是能让皮肤保持弹性的东西哦，爱美的女孩子可别错过。

抗氧化作用。主要表现在：1. 促进铁的吸收，辅助治疗缺铁性贫血；2. 防治巨幼红细胞性贫血；3. 预防动脉粥样硬化发生；4. 防止和延缓维生素 A、维生素 E 的氧化；5. 能与维生素 E 及 β－胡萝卜素联合作用，保护红细胞。

提高人体免疫力。在容易感冒的季节里，可不能少了维生素 C。因为维生素 C 能帮助白细胞，而白细胞可是身体的“保镖”，保护身体不受致病菌的侵害。所以大家常说“感冒就吃维生素 C”就是因为这个原因，建议平时易感冒的人，要多吃富含维生素 C 的果蔬。

解毒作用。如果从食物中或环境中摄入了一些有毒物质，比如细菌毒素、铅离子、汞离子等，可以大剂量地补充维生素 C 来起到一定的解毒作用。

如果缺乏的话……

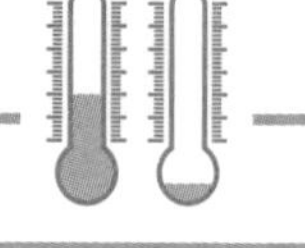

如果缺少维生素 C 的话，容易导致免疫力下降。感冒老是不好，冬天尤其要注意！毛细血管也会变得脆弱，容易引起牙龈出血，还会容易出现淤青，严重的话还会出现骨质疏松。如果缺乏维生素 C 特别严重，还可能导致坏血病，甚至危及生命！

蔬菜里有很多维生素 C，如果只是因为“不好吃”“不喜欢吃”就不吃蔬菜的话，可是会缺少维生素 C 的哦。

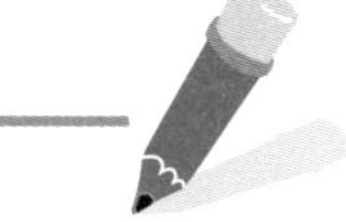

维生素 C 的好伙伴

铁

有了维生素 C 的帮忙，人体对食物中铁的吸收率也会大幅提高。

维生素 E

维生素 C 能防止和延缓维生素 E 的氧化。

维生素 A

维生素 C 能防止和延缓维生素 A 氧化。

维生素C、维生素E和维生素A被称作滋养皮肤最有效果的“美肌三人组”。“美肌三人组”能够让皮肤延缓衰老，保持弹性，减少皱纹，记得告诉妈妈，要注意这些营养素的摄取哦！它们才是最好的护肤品！

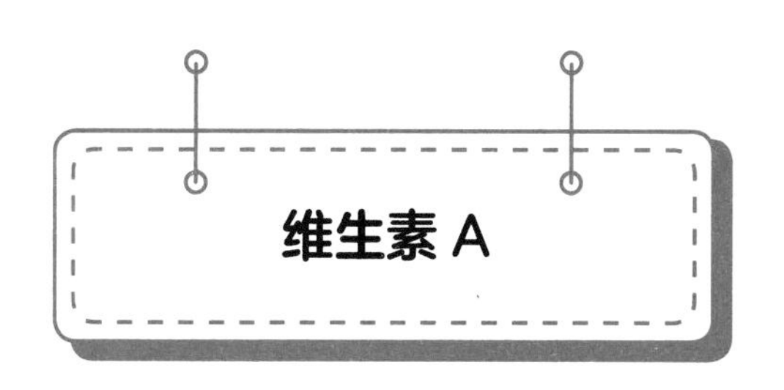

维生素 A

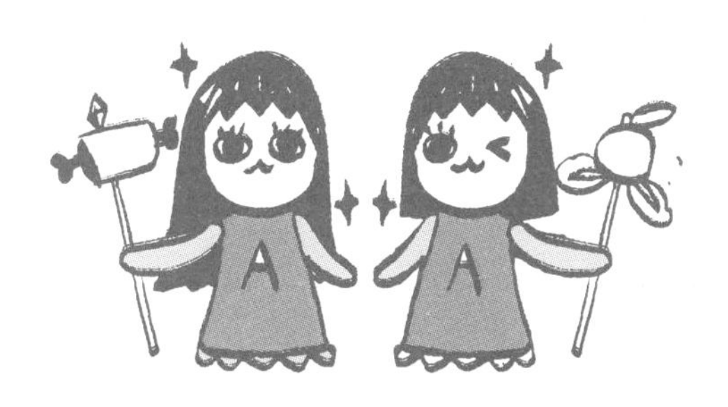

一句话营养

保护眼睛健康，还能让皮肤变得光滑。

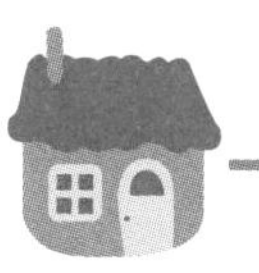

居住地

在食物中，维生素 A 有多种存在形式，视黄醇就是其中之一，它只存在于动物性食物中，而部分植物性食物中含有某些类胡萝卜素，在人体内能转换为维生素 A，其

中最著名的是 β－胡萝卜素。

视黄醇来源：

动物肝脏，比如鸡肝、猪肝等；

全脂奶制品，比如牛奶、酸奶、奶酪等；

多脂的海鱼，比如三文鱼、沙丁鱼、鲭鱼等；

蛋黄，比如鸡蛋黄、鸭蛋黄等。

β－胡萝卜素来源：

深绿色果蔬，比如菠菜、芥蓝、小油菜、小白菜、西蓝花等；

橙黄色果蔬，比如南瓜、芒果、胡萝卜等。

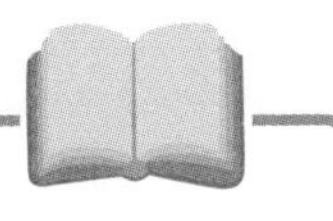

营养介绍

1500 多年前，我国就有“肝能明目”的记载，在古埃及和古希腊的医学文献中，也有关于用牛肝治疗夜盲症的记载。而其中的原因是肝脏中富含维生素 A。

维生素 A 有一个非常重要的作用就是保护眼睛。我们从一个光亮的地方走到一个黑乎乎的地方，眼睛总需要一定时间才能适应，这叫“暗适应”能力。这个能力越好的人，眼睛就能越快地适应黑暗，在昏暗处看清东西。如果缺乏维生素 A 的话，这个能力就会变差。

维生素 A 对维持皮肤黏膜完整性有着重要作用，这也是它被称为“美肤维生素”的原因。我们都梦想自己能拥有细腻光滑、晶莹剔透的肌肤，就一定要记得补充维生素 A 哦。其实除了保持皮肤外在的美观，眼睛的结膜、角膜，皮肤毛囊、皮脂腺、汗腺，舌头上的舌味蕾，呼吸道和肠道黏膜，泌尿和生殖系统的黏膜等，都需要维生素 A 的守护。

另外，维生素 A 还能维持和促进免疫功能，让我们少生病。

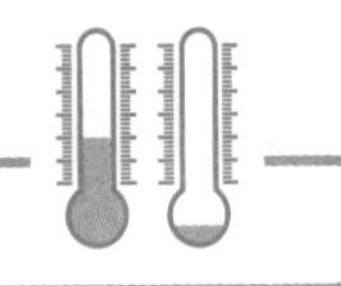

如果缺乏的话……

如果缺少维生素A的话，皮肤会变得粗糙，容易感冒，更可怕的是在黑暗的地方眼睛会看不清楚，还会影响牙齿和骨骼发育。

因为维生素A是脂溶性维生素，也就是只能溶于油脂中，所以和富含油脂的食物一起吃，会让身体对维生素A的吸收大大提高。

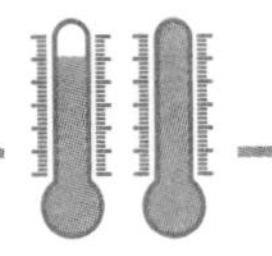

如果过量的话……

如果只是通过食物摄取的话，一般情况下不用担心过量问题，但是如果还服用这种营养素的补充剂的话就要注意了。

过量的话，会引起恶心、头痛、骨质疏松等。而且比较危险的情况是会影响肝脏的健康。尤其是对孕妇来说，过量的维生素 A 可能会影响腹中胎儿的健康，所以必须要注意。

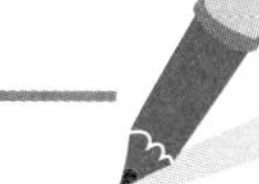

维生素 A 的好伙伴

维生素 C

维生素 E

维生素 A、维生素 C 和维生素 E 一起摄取的话，美肌效果增倍!

锌

维生素 A 可以使锌的代谢更加活跃。

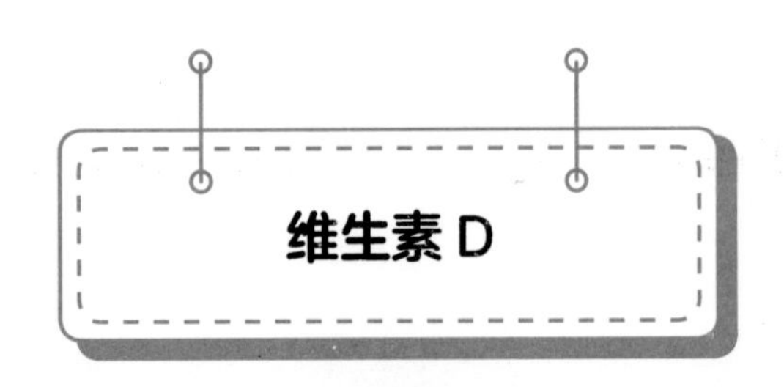

维生素 D

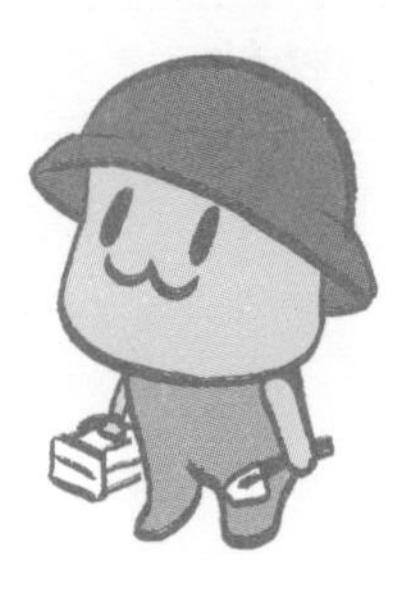

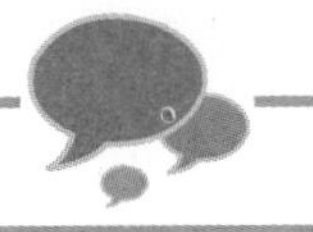

一句话营养

帮助骨头和牙齿健康生长!

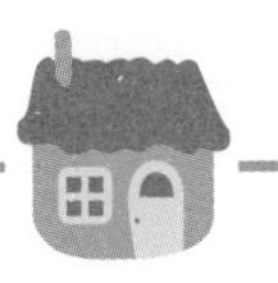

居住地

动物肝脏，比如鸡肝、猪肝等；

全脂奶制品，比如牛奶、酸奶、奶酪等；

多脂的海鱼，比如三文鱼、沙丁鱼、鲭鱼等；

蛋黄，比如鸡蛋黄、鸭蛋黄等；

菌类，比如干香菇、木耳等。

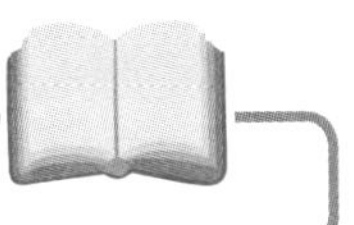

营养介绍

大家可能都知道，钙是骨头和牙齿健康成长的重要原料。维生素 D 是钙的好帮手，它负责把钙运送到身体中需要的地方，还有助于人体吸收食物中的钙。

钙还能调节肌肉的兴奋性，影响肌肉收缩，比如人们常说缺钙了腿会抽筋。严重的情况还会影响心脏的正常跳动，毕竟心脏可是一大块肌肉。

为了保证钙的及时供应，钙会随着血液一起在身体的各个地方流动，但是当血液中的钙变少时，就该维生素 D 上场了。维生素 D 会从骨头当中溶解出钙，将它运送到血液里。

除此之外，维生素 D 的特点是阳光照射皮肤就可以生成，所以大家都叫它“阳光维生素”呢！老人们说“在外边玩儿的孩子骨头会很结实 ”，就是这个原因。

另外，现在科学家们发现，维生素 D 还能发挥类似激素的作用，参与体内的免疫调节，这种作用已经被成功地用来治疗银屑病和其他皮肤病。

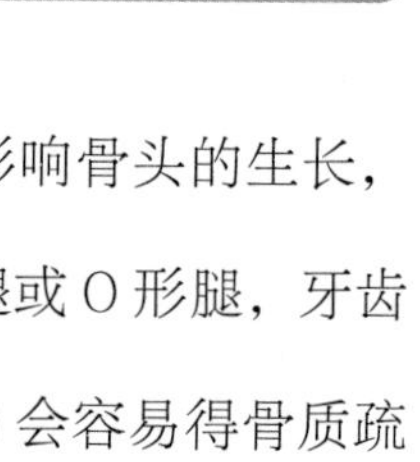

如果缺乏的话……

如果缺少维生素 D 的话，会大大影响骨头的生长，比如导致脊柱和足骨变弯，变成 X 形腿或 O 形腿，牙齿变脆、容易蛀牙……成人缺少维生素 D 会容易得骨质疏松症，中老年女性是主要发病人群，所以要提醒奶奶和姥姥注意哦。

因为胎儿靠妈妈体内的钙来成长，所以孕妇更容易发生缺钙，一定要注意补充。哺乳期的妈妈也是一样，要注意补钙哦！

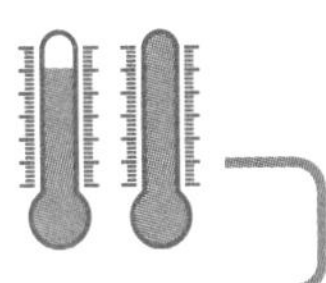

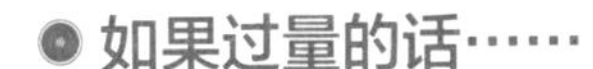

如果过量的话……

如果身体里维生素 D 的含量超出了必需的范围，钙会容易堆积在血管、心脏、肺等器官里。这样的话，肾脏会出现问题。所以平时要注意营养均衡，如果有补钙的习惯，注意不要超量。

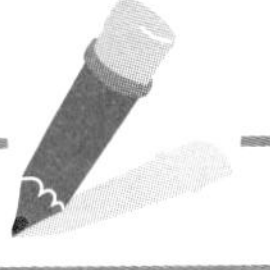

维生素 D 的好伙伴

钙

维生素 D 帮助钙吸收和利用。

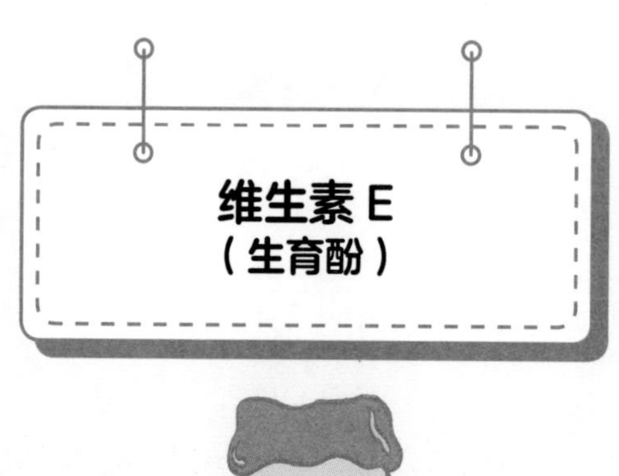

维生素 E
（生育酚）

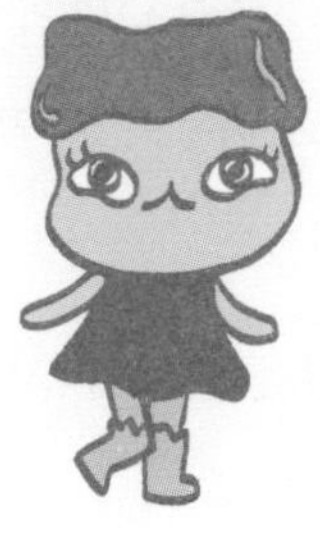

一句话营养

抗衰老！

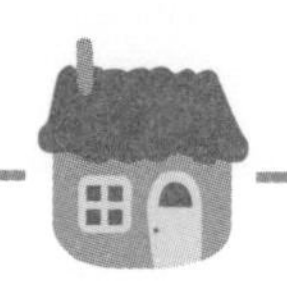

居住地

坚果类，比如花生、核桃、开心果、瓜子、松子等；

植物油，比如葵花籽油、玉米油、花生油、橄榄油等；

豆类，比如黄豆、黑豆、青豆等；

其他，比如牛油果、蛋黄、多脂鱼、动物肝脏等。

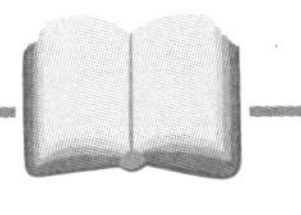

营养介绍

1922年，美国加利福尼亚大学的两位科学家首次发现维生素E。20世纪60年代维生素E被证实为人类必需的营养素。

人会衰老的原因之一是呼吸进体内的氧气剩余变为氧化自由基，它们会附着在细胞膜上损坏细胞，从而导致了衰老。这时，维生素E就要发挥作用了，它能够消灭自由基，同时阻断这些自由基引发的链反应。也就是说，当氧化自由基打算附着在细胞膜上时，维生素E会马上扑过去阻止它们。正是由于拥有这种出色的能力，维生素E又被称为“青春维生素”。

让维生素E得意的这个能力可不只能防止斑点及皱纹这些皮肤的衰老现象，它还可以防止内脏的老化。维生素 E 还有个名字，叫“血管扫除专家”，因为它还能防止血液流通不顺畅而导致的动脉硬化。

维生素 E 又叫生育酚，因为它是哺乳动物维持生育必不可少的营养物质。所以对于想要宝宝的女性来说是非常重要的维生素。

如果缺乏的话……

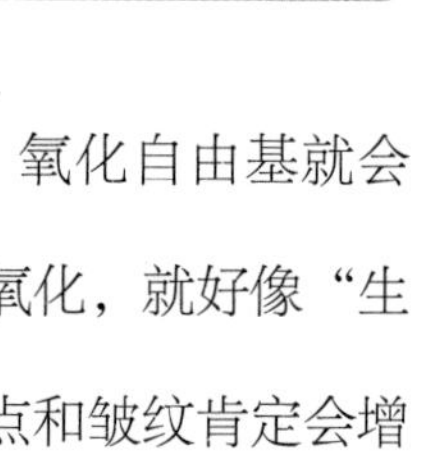

如果体内维生素 E 越来越少的话，氧化自由基就会越来越多，这样体内的各类器官就会被氧化，就好像“生锈”了一样。这种情况下，皮肤上的斑点和皱纹肯定会增多，也会有手脚冰冷的情况发生。而且血管生锈了就会产生动脉硬化。对于女性来说，还会导致很难怀孕。

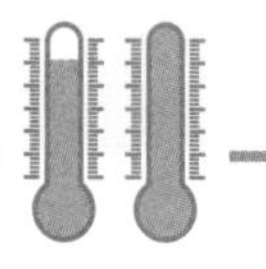

如果过量的话……

维生素 E 是脂溶性维生素中毒性最小的，通常过量几乎没有什么危害。不过使用抗凝药物或有维生素 K 缺乏症的人，不要擅自补充维生素 E，因为会有增加出血致命的危险。

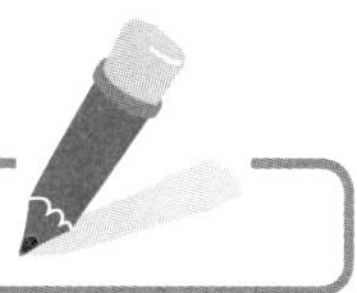

维生素 E 的好伙伴

维生素 C

维生素 C 会帮助维生素 E 顺利地消除氧化自由基。

维生素 A

前面说过了，维生素 E、维生素 C 和维生素 A 作为“美肌三人组”，会让你拥有晶莹剔透的肌肤。

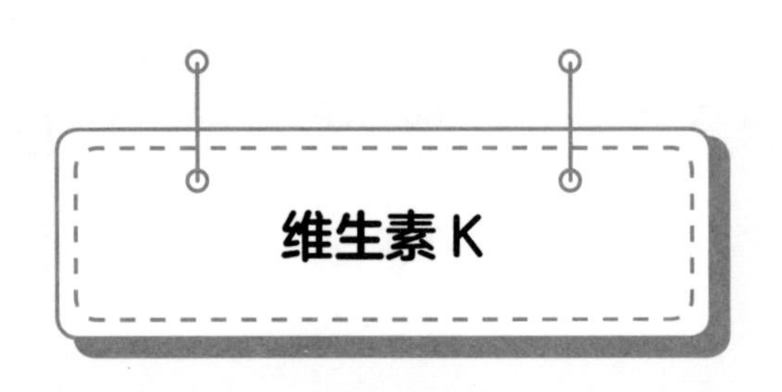

维生素 K

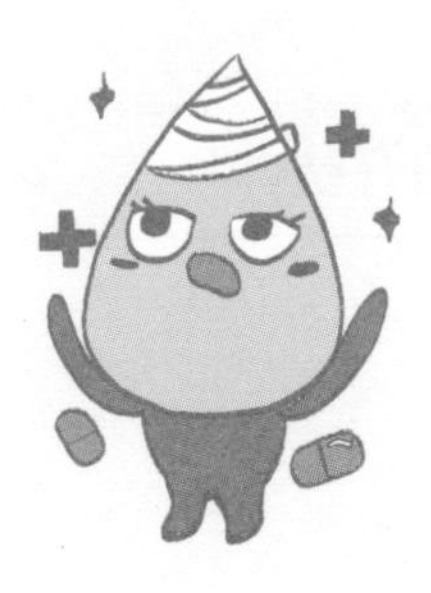

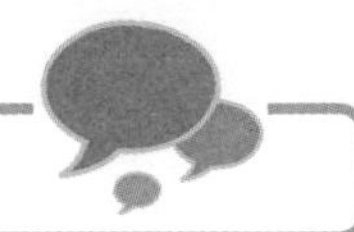

一句话营养

阻止出血！

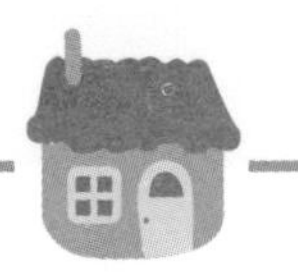

居住地

绿叶菜，比如菠菜、小油菜、卷心菜、西蓝花等；

蛋黄，比如鸡蛋黄、鸭蛋黄等；

动物内脏，比如鸡肝、鸡心、鸭肝、猪肝等；

豆制品，比如大豆、豆腐等。

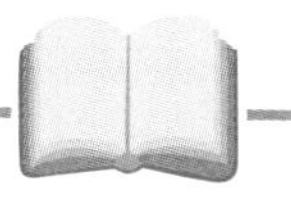

营养介绍

维生素 K 是跟血液有关的营养物质。

小朋友在玩耍的时候，常常会把胳膊擦伤，膝盖磕破。只要不是非常严重的情况，伤口通常都会自然止血，这是因为维生素K迅速地完成了工作。所以维生素K被叫做“止血维生素”。

除了止血以外，维生素 K 能帮助钙使骨骼和牙齿更坚固。如果没有维生素 K 的话，我们好不容易从食物中吸收的钙，就会一直在血液里，无法被吸附到骨骼上。

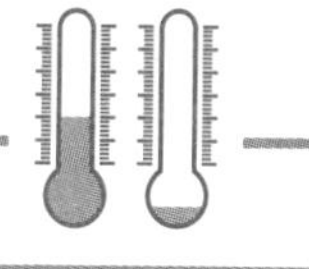

如果缺乏的话……

如果总是流鼻血或出血不止的话，就有可能是缺乏维生素 K 了！

另外，缺少维生素 K 的话，骨骼和牙齿会变得很难吸收钙，导致变脆，就会容易出现蛀牙、骨折、骨质疏松症等。绿叶蔬菜和动物肝脏里含有很多维生素 K，自己检讨一下，有没有很好地摄取呢？

幸运的是，肠道里的细菌可以制造维生素 K，所以一般不用担心摄取不足，但是刚出生的婴儿要多多注意，因为婴儿的肠道细菌很少，会有摄取不足的情况出现。

如果过量的话……

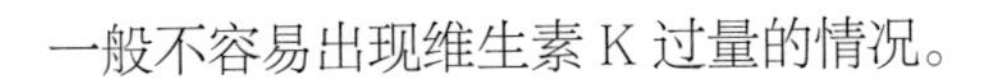

一般不容易出现维生素 K 过量的情况。

维生素 K 的好伙伴

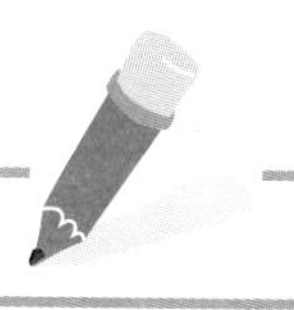

钙

维生素 K 除了协助抑制钙从骨骼里溶解出来以外，在很多地方都可以协助钙发挥作用。

维生素 K 和钙一起不只有坚固骨骼的作用，对于心血管健康也发挥着作用呢。

提到矿物质，你首先想到的是什么？是石头、铁块，制作首饰用的金、银，还是海盗们的宝藏？没错，这些都是矿物质。在我们居住的地球上，矿物质的种类超过100种。

不过你知道吗？在我们身体里也住着许多的矿物质。它们跟维生素一起发挥作用，协助身体正常运转，帮我们抵抗疾病，或者变成骨骼和牙齿，成为身体的“建筑原料”。不过，身体里的矿物质可不是一块一块滚来滚去的，它们是以溶于水的形式存在，随着血液在我们身体里旅行。这些矿物质在体内不能被合成，必须从外界摄取，是我们人体的必需营养素。

矿物质

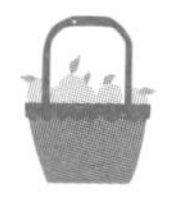

常量元素

钙 · 磷 · 镁 · 钠 · 钾

微量元素

铁 · 锌 · 铜 · 锰 · 铬 · 钼 · 硒 · 碘

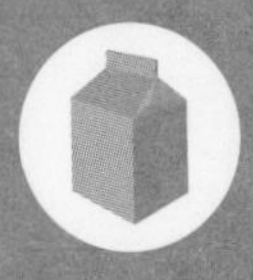

在人的成长过程中不可缺少的矿物质有 20 多种，具有代表性的是钙、镁、钾等。能产生咸味儿的钠其实也是矿物质的一种。矿物质广泛存在，很多食物里都有，像谷类、豆类、海藻类、鱼贝类、坚果类、乳制品等。

身体需要矿物质的量其实很少。但是太少了不行，太多了也会给身体造成损害。比如说盐，主要成分是氯化钠，摄取过量的话就可能患高血压等疾病。平时的饮食中要适量摄取是关键。

人体内的矿物质按照存在的数量，分为常量元素和微量元素。常量元素是指人体内含量大于体重 0.01% 的矿物质，包括钙、磷、钾、钠、镁、氯、硫等。微量元素是指人体中存在数量极少，甚至仅有痕量的化学元素，包括铁、锌、铜、锰等。它们虽然数量少，但却是人体内的生理活性物质，是人体有机结构中的必需成分，且必须通过食物摄入，如果从饮食中摄入的量减少到某一低限值时，就会导致相对应的生理功能受损。

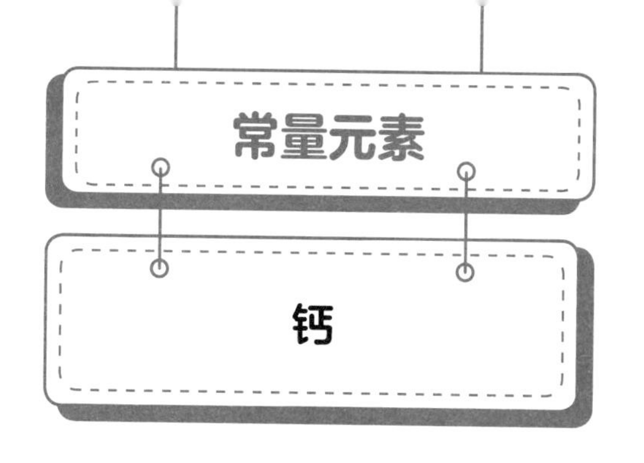

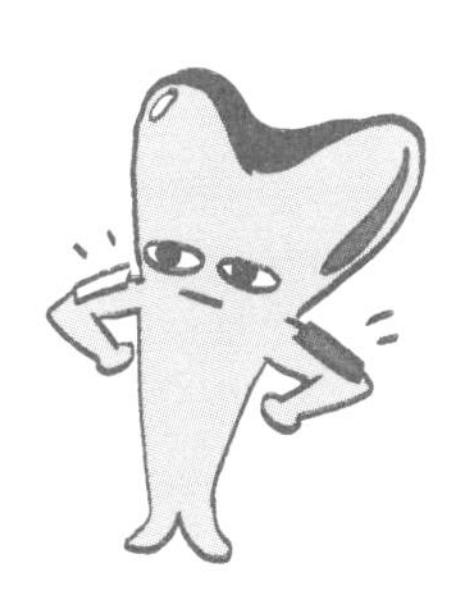

一句话营养

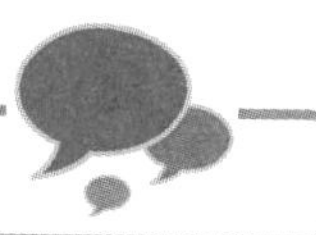

建造骨骼和牙齿！

居住地

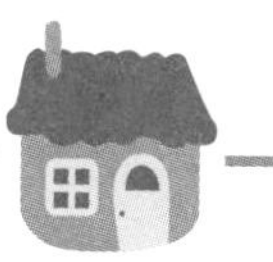

乳制品，比如牛奶、酸奶、奶酪等；

豆制品，比如豆腐、豆干、腐竹等；

绿叶菜，比如芥蓝、小油菜、苋菜、小白菜等；

坚果，比如松子、核桃、榛子、腰果等；

其他，可以连骨头食用的小鱼小虾、芝麻酱等。

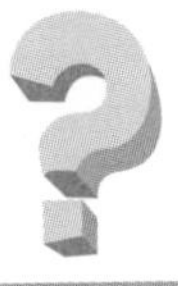

营养介绍

在我们的骨骼和牙齿里面，钙是主要的原材料。钙可是人体里含量最多的矿物质。一个成年人，体内的钙竟然能有 1200 克呢。

除了建造骨骼和牙齿，钙对于维持人体的正常活动也相当重要。比如说我们走路、跑步的时候，都需要钙的参与——因为刺激肌肉收缩、参与运动也是钙的工作。另外增强血管壁、降低血压等这些工作也需要钙帮忙。

因为钙的工作很重要，全身各处都需要，所以一部分钙会沉积到骨骼和牙齿里，还有一部分钙，会变成溶于水的形式跟着血液，去往需要它的每一个地方。

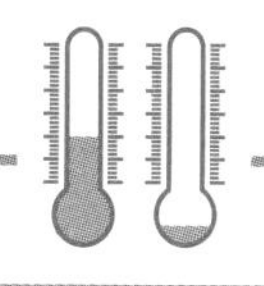

● 如果缺乏的话……

容易蛀牙、脚经常抽筋……这些症状都是钙不足的信号。

血液中的钙含量如果变少了的话，钙会从骨头中溶解出来，用于补充不足的量。如果溶解出来的量越来越多，骨头就会变得越来越脆，容易骨折。

正在长身体的儿童、青少年，怀孕的妈妈和哺乳期的妈妈，以及老年人，都需要比普通人多摄入一些钙。

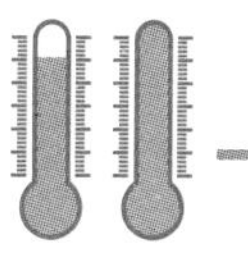

● 如果过量的话……

通过饮食摄取钙导致过量的情况几乎是没有的！但现在服用钙补充剂的人越来越多，这就可能导致钙摄入过量，一定要注意啊！钙过量容易导致便秘、血管钙化、肾结石等，还会干扰其他矿物质的吸收，增加软组织钙化和心血管疾病的罹患风险，所以一定要注意！

钙的好伙伴

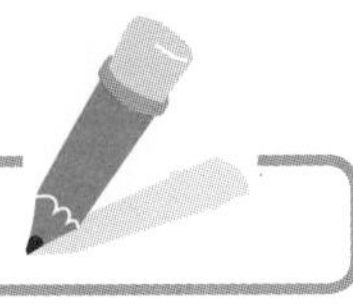

维生素 D

维生素 D 帮助钙更好地被身体吸收。

维生素 K

维生素 K 辅助钙生成骨骼，还能抑制钙从骨骼中溶解出来。

磷

镁

磷、镁和钙一起生成骨骼和牙齿。

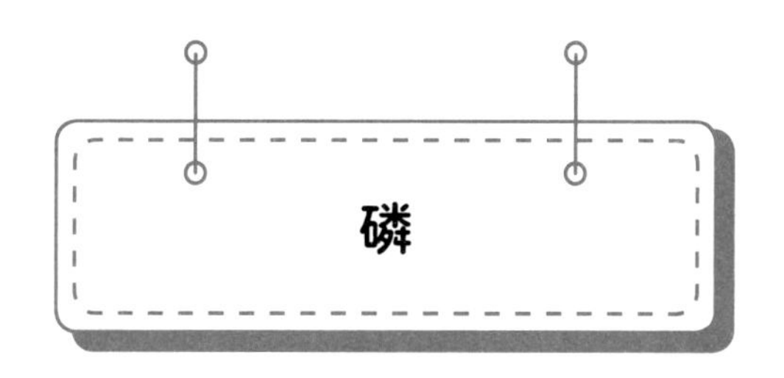

磷

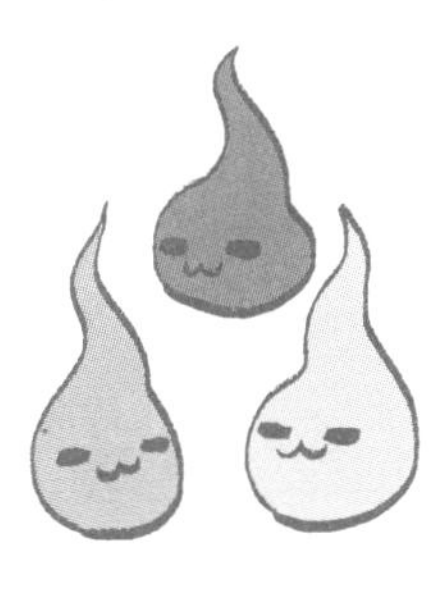

一句话营养

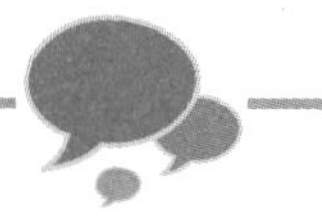

构成骨骼和牙齿。

居住地

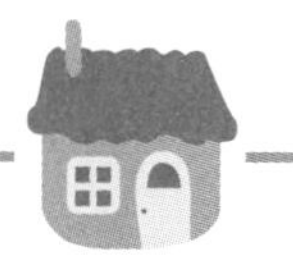

磷在食物中分布很广，它常与蛋白质并存，瘦肉、蛋、牛奶、水产品等食物中磷含量丰富，紫菜、花生、豆类、坚果、粗粮中磷的含量也较高。

营养介绍

磷也是骨骼的主要成分之一，在人体内的含量仅次于钙。除了负责构成骨骼和牙齿，参与能量代谢，调节体液酸碱平衡外，在所有生物的细胞中都可以找到磷的身影，它在其中扮演着重要角色。

磷与钙一起，是制造骨骼的好伙伴，适宜的钙磷比例（2 ： 1）可以促进磷的吸收，过多的钙和磷还会干扰镁的吸收。

如果缺乏的话……

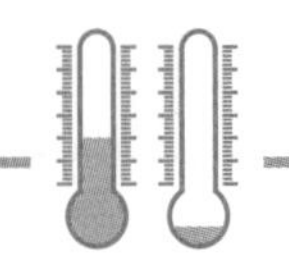

磷广泛地富含在很多种食物中，一般不会有缺乏的情况。但是如果磷不足的话，血液中的含量会越来越少，可能会发生低磷血症，导致组织缺氧。刚开始没什么症状，时间久了会出现厌食、贫血、没有力气，严重的情况会出现佝偻病、病理性骨折，甚至精神错乱和死亡。

如果过量的话……

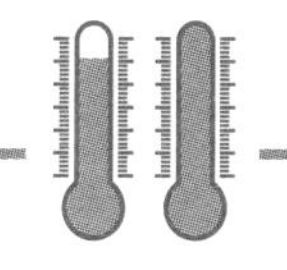

现在磷过量的情况其实并不少。这是因为许多方便食品和饮料里面都有磷的存在，现在人们吃这些东西也越来越多。磷过量的话会导致肾脏无法正常工作，还会使身体里钙和镁的平衡失调，继而导致骨质疏松症。

磷的好伙伴

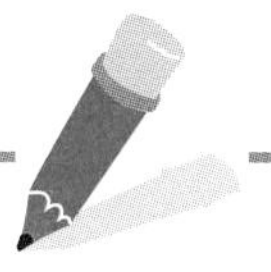

钙

磷和钙一起协助骨骼健康。

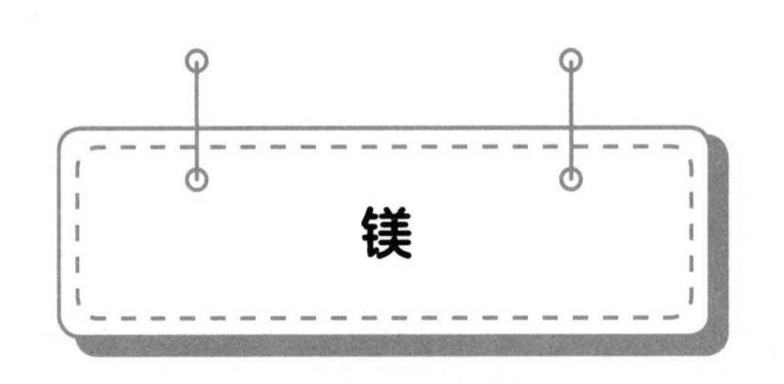

镁

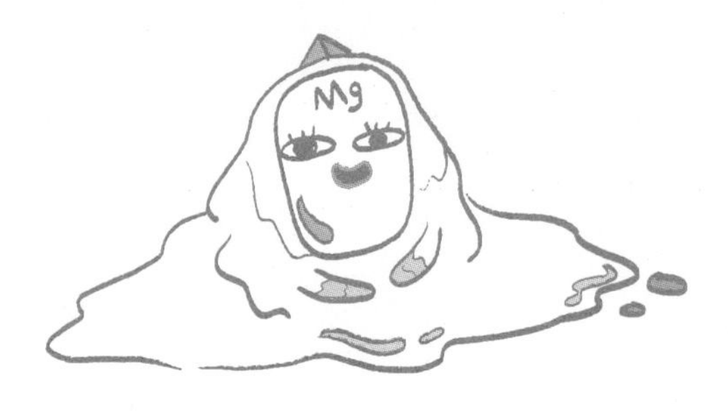

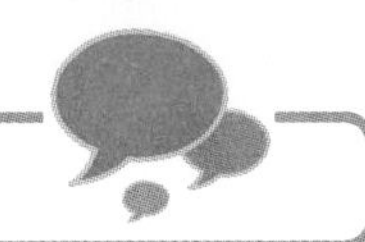

一句话营养

身体正常活动离不开镁！

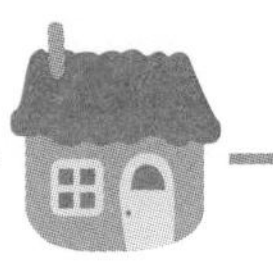

居住地

镁的食物来源很丰富，比如豆类、坚果、粗粮等。

由于叶绿素分子中含有镁，因此深绿色的蔬菜也是镁的来源，比如菠菜、小白菜、小油菜等。

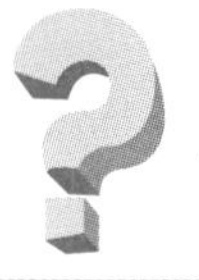

营养介绍

镁也是跟钙一起制造骨骼的好伙伴。作为骨骼和牙齿的原料，让它们坚固强壮是镁和钙共同的任务。

镁也有很多工作，比如支持肌肉运作、调节血压、维持新陈代谢、转换能量、调节胃肠道功能等，在身体到处都发挥着作用。

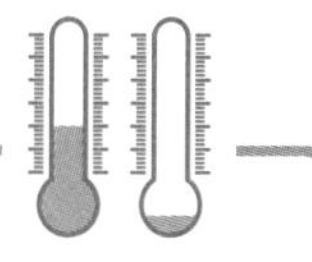

如果缺乏的话……

健康人一般不会出现镁缺乏。如果镁不足的话，主要会表现为低血镁症。严重的话会影响神经肌肉的兴奋性，出现手足抽搐、肌肉痛等症状，有时候还会出现幻觉。

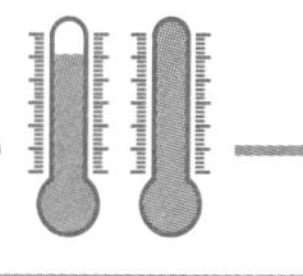

如果过量的话……

过量的镁可引起腹泻、恶心、胃肠痉挛等，重者可能出现嗜睡、肌无力等。不过镁中毒的情况是很少见的。

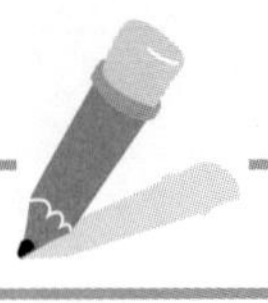

镁的好伙伴

钙

钙和镁一起成为骨骼和牙齿的原料,为身体打好基础。

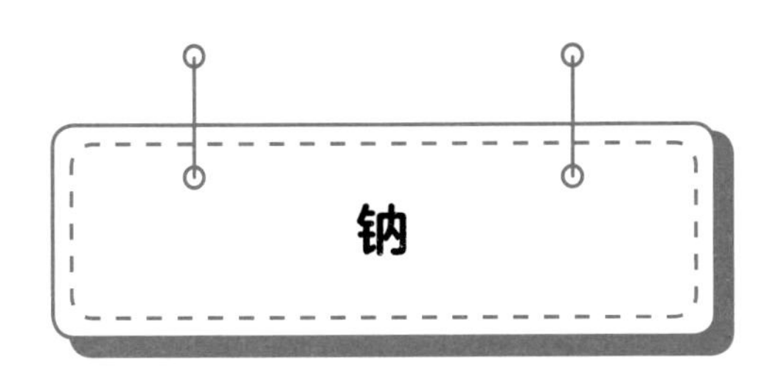

钠

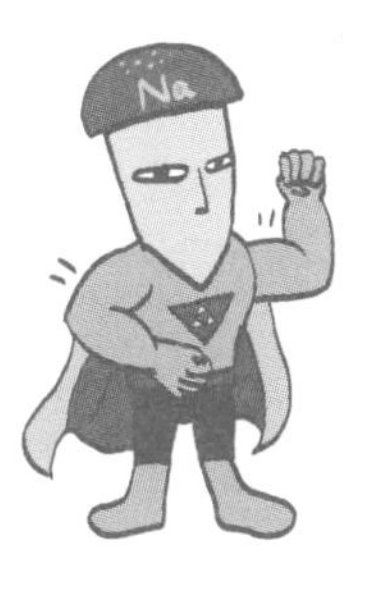

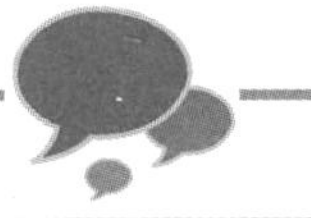

一句话营养

调节血压。

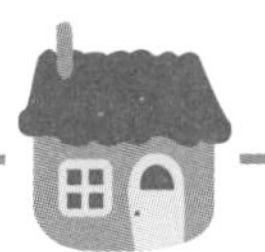

居住地

人们摄入钠的主要来源是食盐（氯化钠）。

各种咸味的调味品，如酱油、腐乳、豆酱、咸菜等。

肉类、鱼类、虾贝等动物性食物也含有一定量的钠。

许多加工食品，比如咸味的零食、酸甜味的蜜饯果脯里面也含有很多的钠。

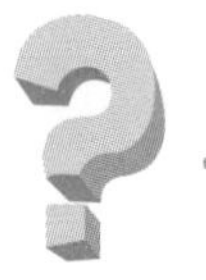

营养介绍

钠是调节血压的重要因素，并且有助肌肉收缩。

除此之外，钠还调节身体的酸碱度。人体的内部基本上呈弱碱性，如果酸性太强的话可能会导致呼吸困难。钠能帮助身体排出酸性代谢产物，保持体内酸碱度的恒定。

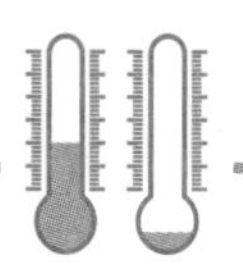

如果缺乏的话……

一般情况下，出现缺钠的情况很少。不过如果长期不吃东西，或者由于高温、干重体力活而大量出汗，反复呕吐、腹泻等导致钠过量丢失才会导致缺钠。身体里的水分是和钠的含量一起调节的，如果钠少了，血液也会变少，这样就不能把营养和氧气通过血液运送到全身，人就会没有精神，变得乏力，出现食欲减退等状况。如果缺钠很严重，会导致恶心、呕吐、肌肉痉挛等；如果重度缺乏就会导致休克及急性肾功能衰竭。

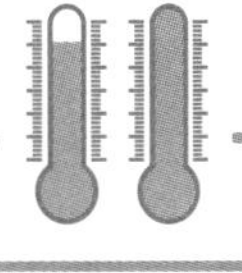

如果过量的话……

一定要注意的是千万不能钠过量。钠过量就很容易患上高血压、胃癌、心脏病。这就是妈妈经常说吃饭不能吃太咸的原因哦。另外，加工食品也要少吃，咸味的零食含钠高，即使是吃起来酸酸甜甜的零食也有很多隐藏的钠哦。

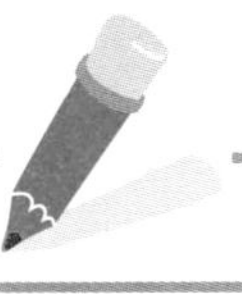

钠的好伙伴

钾

钠和钾一起调节细胞内外的水分平衡，调节血压。

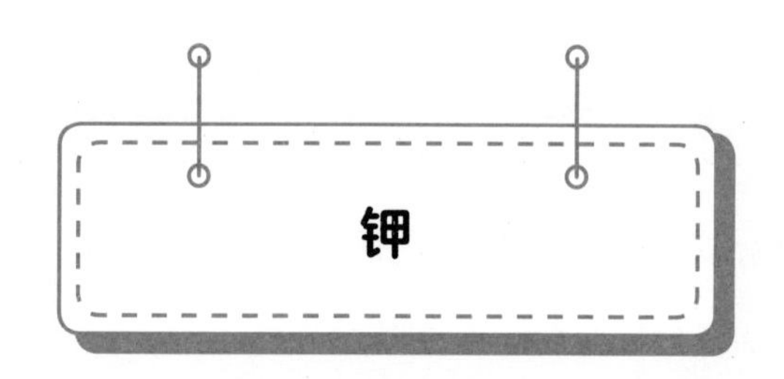

钾

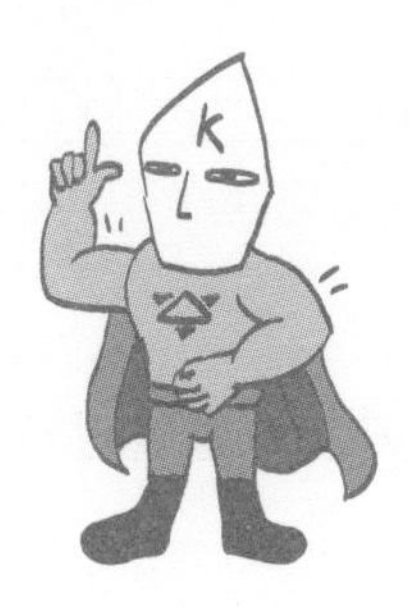

一句话营养

跟钠一起维持细胞正常的渗透压和酸碱平衡。

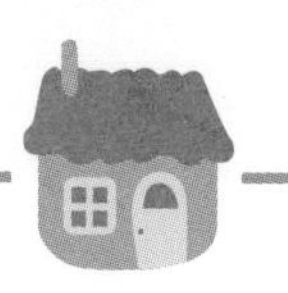

居住地

大部分食物都含有钾，但是蔬菜和水果是最好的钾来源。此外，还有：

豆类，如黄豆、蚕豆、红小豆等；

薯类，如马铃薯、红薯等。

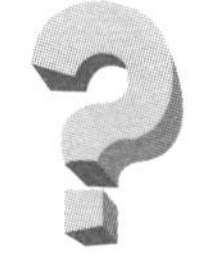

营养介绍

钠和钾首先要做的工作就是调节体内水分。比如说，如果吃了比较咸的食物，身体一般会水肿。这是因为身体里摄取了过量的钠，水分也过量增加的原因。让身体恢复原样就是钾的工作了。钠和钾相互调节，让身体保持最佳的平衡状态，这样也就调节了血压。

除此之外，钾还可以维持神经肌肉的应激性，维持心肌的正常功能。

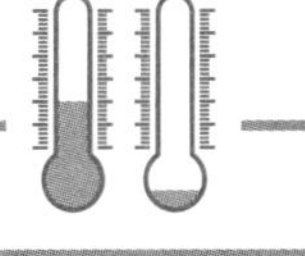

如果缺乏的话……

缺钾的情况，与缺钠相似。如果长期不吃东西、偏食，或者由于高温、干重体力活大量出汗，反复呕吐、腹泻等也会导致钾过量丢失。

如果钾不足的话，就不能很好地转换能量，人会觉得四肢无力。长期缺钾会引起肾功能障碍，出现多尿、口渴等症状。

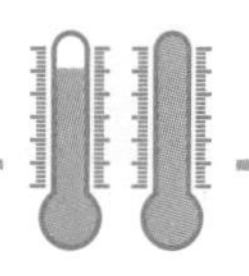

如果过量的话……

摄入钾丰富的食物，一般并不会引起钾过量。钾过量的话一般也不用太担心，但是如果本身肾脏比较弱的话，就要注意了，可能会引起心律失常、呕吐、腹泻等症状。

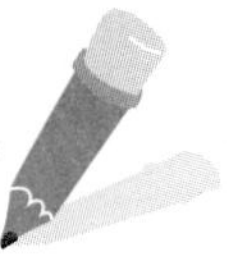

钾的好伙伴

钠

钠和钾一起调节细胞内外的水分平衡，调节血压。

补充营养知识

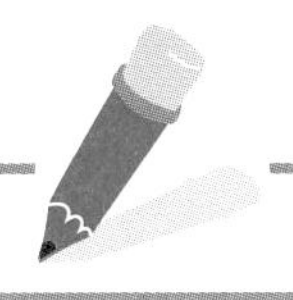

钠－钾泵

钠－钾泵是用来维持细胞渗透压的一种功能蛋白质分子。细胞内含有相对多的钾，细胞外含有相对多的钠。当细胞内钠含量增多时，细胞外部的钾就会进入内部，用身体的能量将细胞内多余的钠排出去。这样就可以保持平衡，让细胞正常工作。

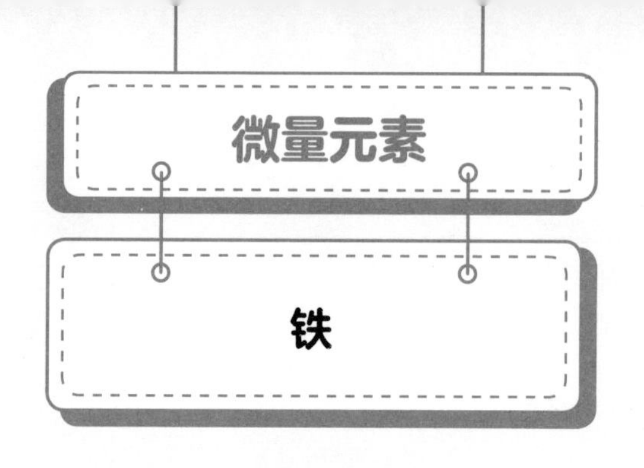

微量元素

铁

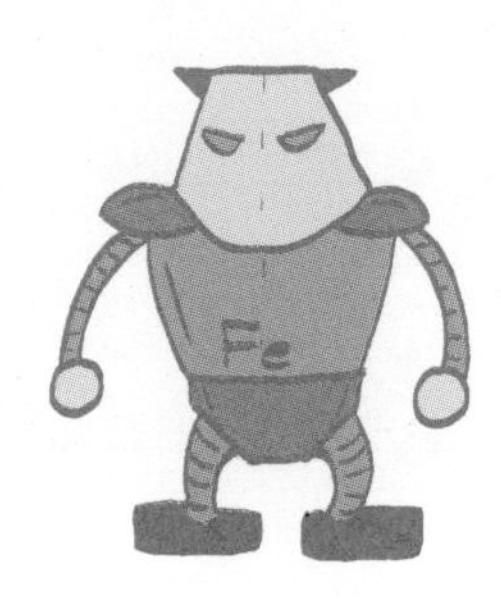

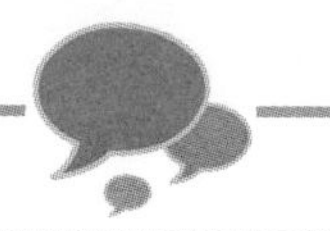

一句话营养

血液的重要成分!

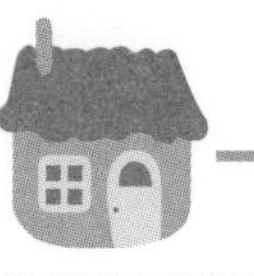

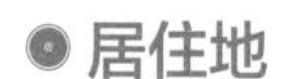

居住地

铁分两类，一是存在于肉类及鱼类里的血红素铁，二是存在于植物性食物中的非血红素铁。血红素铁更容易被我们的身体吸收利用。

红色的内脏和肉类富含血红素铁，比如鸡肝、鸡心、鸡胗、猪肝、猪肉、牛肉、羊肉等。一般来说，肉类的红色越深，所提供的血红素铁就越多。此外，豆类、蛋黄和全谷类含铁量也较高，但都是吸收利用率相对较低的非血红素铁。

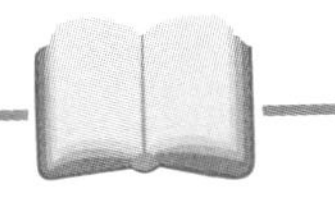

营养介绍

我们生活中很多物品都含有铁，比如剪刀、钉子、锅等。这样的金属还存在于人体内，你知道吗？实际上，如果将人体中的铁聚集在一起的话，大概有 3 到 4 枚五毛钱硬币那么多。

血液呈红色的原因是因为含有血红蛋白，而血红蛋白的主要成分是铁。血红蛋白把从肺里接收的氧运送到身体每一处。氧是身体里能量转换时不可缺少的，所以大家知道铁的工作有多重要了吧。如果没有铁的话，能量转化不足，我们就没有力气学习和玩耍了。

所以为了能在缺少的时候马上补足，铁通常被储存在肝脏和胰脏里。

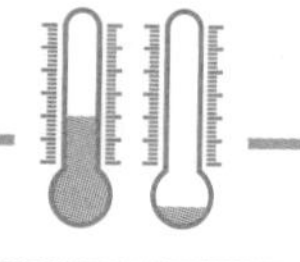

如果缺乏的话……

如果铁不足的话，氧不能被运送到全身，就会出现脸色苍白、头晕、乏力等贫血症状。

对小宝宝来说，缺铁会引起特别大的危害，2 岁以下的孩子缺铁会影响智力的发育，即使后来补铁也不能恢复。长期缺铁会降低身体的耐力和运动能力，还会影响身体的免疫功能，让身体抗感染能力降低。

顺便说一下，维生素 C 可以提高非血红素铁的吸收，所以吃蔬菜的时候配上点柠檬汁比较好。

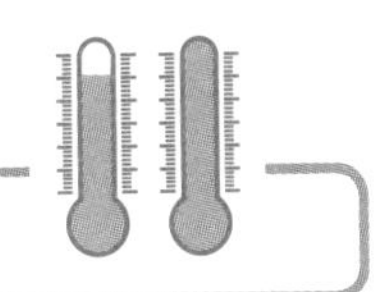

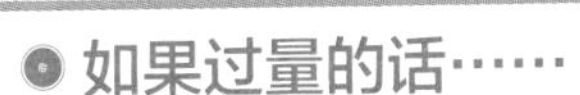

如果过量的话……

如果只是觉得身体需要就随意吃铁补充剂的话，就可能导致铁元素补充过量。铁过量的话，身体里氧化自由基这种衰老物质就会增多，这样不但导致斑点和皱纹增加，还会容易得生活习惯病，所以尽量从食物中摄取铁比较好。另外，一般牛肉和动物内脏里铁含量比较多，喜欢吃牛排、烤肉和动物内脏的人也要注意不要摄取过量。

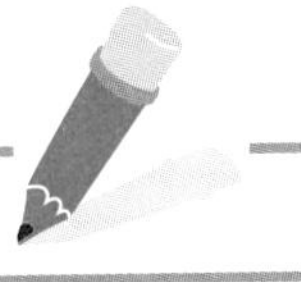

铁的好伙伴

维生素 C

维生素 C 会帮助非血红素铁的吸收。

铜

铜会附着在蛋白质上，帮助运送铁去往身体各处。

铁的竞争对手

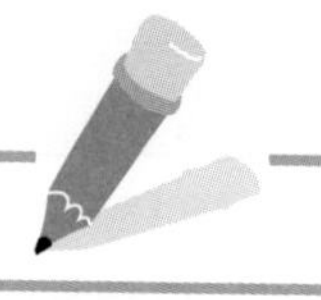

钙

不管是血红素铁还是非血红素铁，过多钙都会抑制它们的吸收。

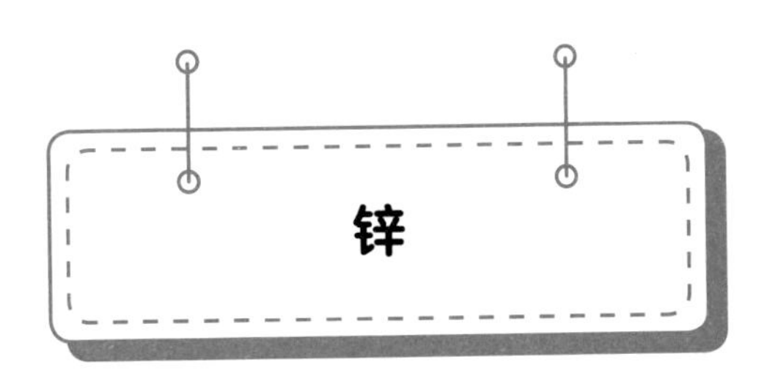

锌

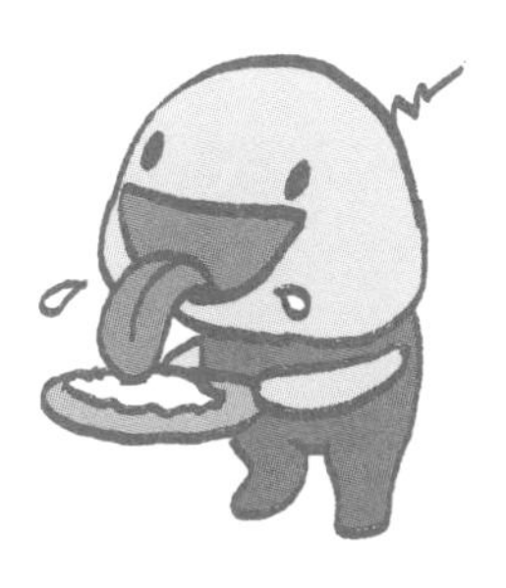

一句话营养

锌会让你觉得饭菜很好吃哦！

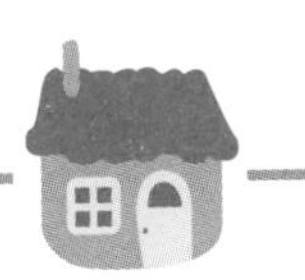

居住地

水产品，比如贝类、虾蟹、鱼类等；

动物肝脏，比如猪肝、鸡肝、鸭肝等；

坚果，比如芝麻、松子、葵花籽等；

其他，比如豆类和粗粮等。

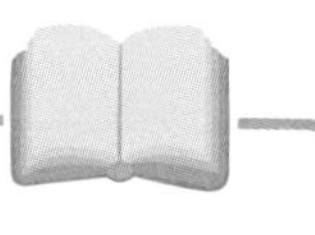

营养介绍

我们身体的许多活动都有锌的帮助，比如长指甲，伤口愈合，防止各类病菌的伤害等。

吃饭菜的时候觉得“好吃”也是因为锌在好好工作。舌头上确认味道的细胞大概每两周就再生一次，如果没有锌的话我们就尝不出味道了。

锌还可以帮忙顺利生成性激素，像是男生长胡须、女生胸部变大这些身体发育变化也是锌的任务。

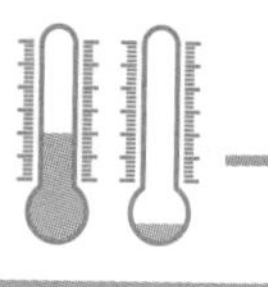

如果缺乏的话……

缺锌的症状很多，有味觉障碍、偏食、厌食或异食（爱吃奇怪的东西，比如水泥、墙皮），生长发育不良，矮小，瘦弱，腹泻，皮肤干燥，皮疹，伤口愈合不良，免疫力减退，反复感染，性发育或功能障碍，智力发育不良，精神发育迟缓……这么多症状都可能跟缺锌有关。

这个时候吃牡蛎最好了。锌含量很高，吃一点儿就可以补充上。

如果正处在减肥中，不吃肉也不吃鱼的话就要多注意了，因为蛋白质摄入太少会影响锌的吸收哦。

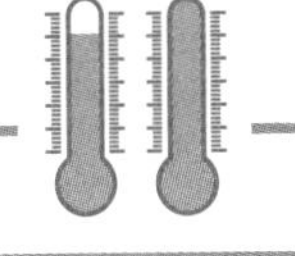

如果过量的话……

一般来说，不容易发生锌过量导致的中毒。除非是因为职业原因，日常接触锌过多的人，可能会有这个问题。

锌的好伙伴

蛋白质

增加食物中蛋白质的摄入量，可以提高锌的摄入和生物利用率。而且动物性食物比植物性食物中的锌吸收率高。

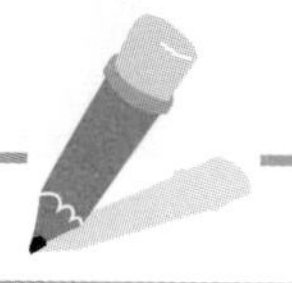

锌的竞争对手

铁

当铁的摄入量比锌高很多的时候，会抑制锌的吸收。

钙

每天摄入的钙超过 1000 毫克的时候，会减少锌的吸收。

植酸

植酸是植物性食物中的一种物质，植物性食物吃太多会抑制锌的吸收。

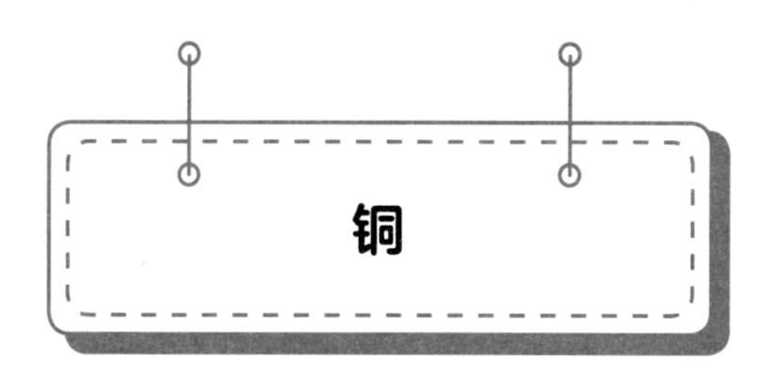

铜

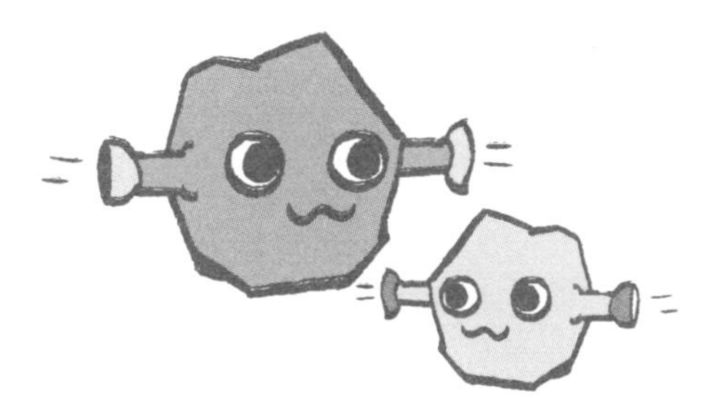

一句话营养

铜帮助蛋白质运送铁。

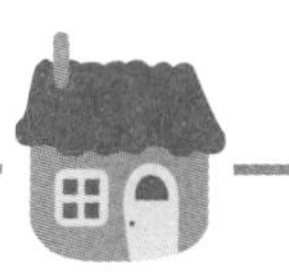

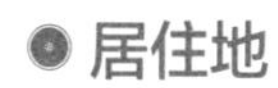

居住地

贝类、坚果、动物内脏和豆类等。

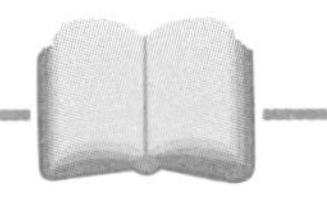

营养介绍

铜在身体里是跟蛋白质在一起，以含铜蛋白的形式存在。

铜能帮助铁离子结合到运铁蛋白，对生成运铁蛋白有重要作用，还能促进血红蛋白的形成。此外，铜还可以促进结缔组织生长，维护中枢神经系统健康，还参与黑色素形成和维护毛发健康。

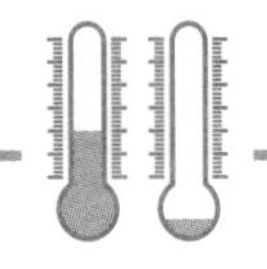

如果缺乏的话……

铜缺乏的时候，会造成红细胞生成障碍，产生寿命短的异常红细胞，表现为缺铜性贫血。这样会导致运往全身氧的数量变少，我们就会头晕。铜还可以软化血管和骨骼，所以铜不足的时候，血管和骨骼会变脆，可能会导致血管破裂和骨质疏松。缺铜会引起中枢神经系统的损害，对婴儿和老年人影响尤其明显。

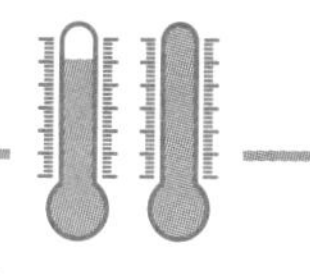

◉ 如果过量的话……

除了先天性铜代谢紊乱疾病外，铜中毒的现象很少见。急性铜中毒主要见于误食铜盐或食用与铜容器接触的食物和饮料，低剂量会出现恶心、呕吐和腹泻症状。

◉ 铜的好伙伴

铁

铜能帮助铁的运输。

蛋白质

铜在身体里总是跟蛋白质在一起，影形不离哦。

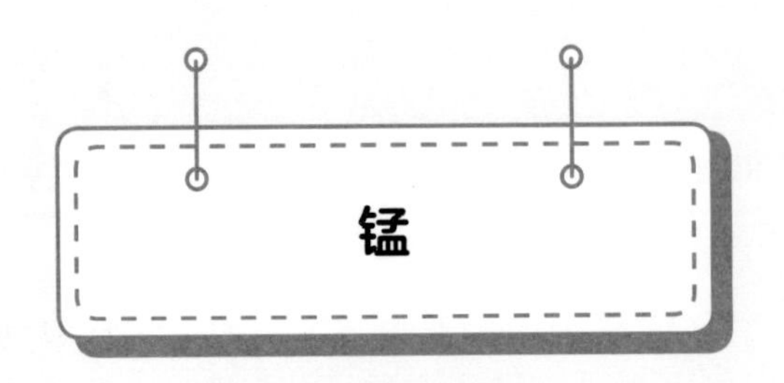

锰

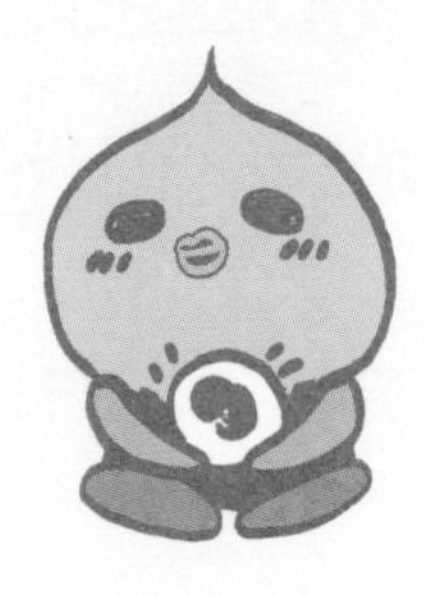

一句话营养

有助于身体的代谢！

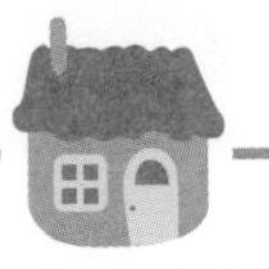

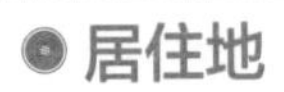

居住地

坚果、粗粮、绿叶菜等。

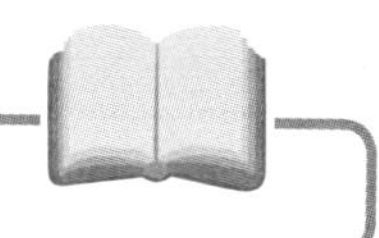

营养介绍

锰有助于很多代谢，比如骨骼生长、产能营养素转化为能量等。锰还跟生宝宝有很大的关联。所以也常被叫做“爱情矿物质”。

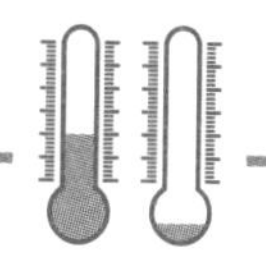

如果缺乏的话……

一般正常饮食的话，就不用担心锰不足的情况。但是锰不足的话，容易疲劳，骨头可能会变脆。

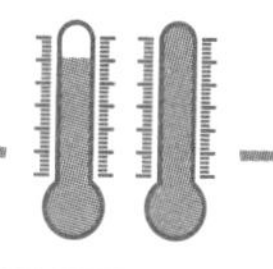

如果过量的话……

正常饮食的话，并不会造成过量的情况。锰中毒的现象一般发生在接触了特殊物质的情况下。

锰的好朋友

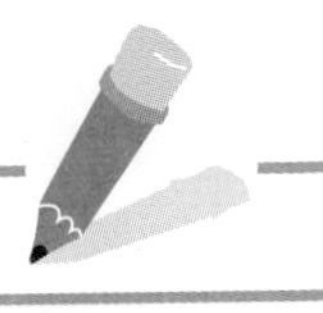

蛋白质

糖类

脂类

锰在蛋白质、糖类和脂类的代谢中起到重要作用。

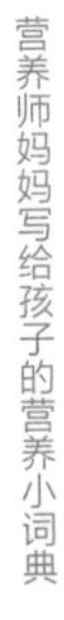

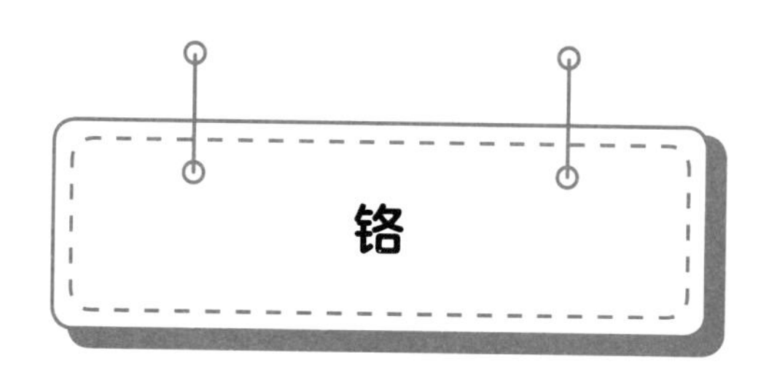

铬

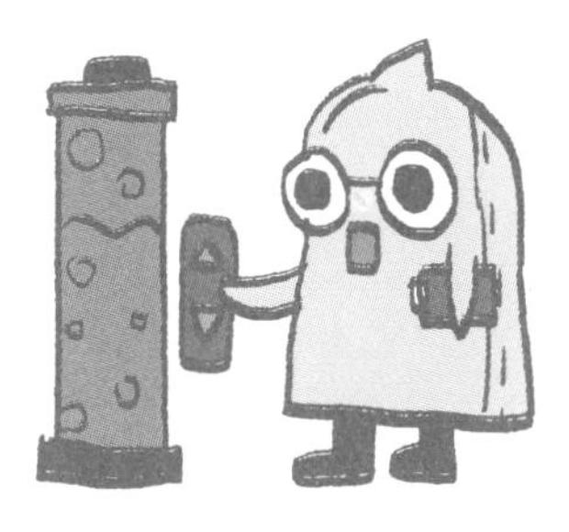

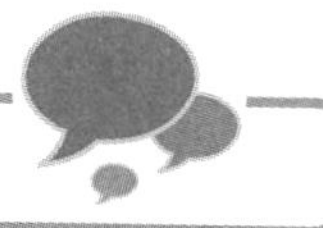

一句话营养

帮助胰岛素稳定血糖值。

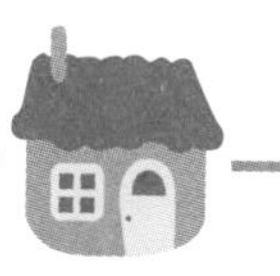

居住地

动物内脏、豆类、粗粮等。

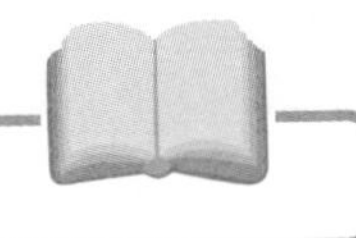

营养介绍

血糖值指的是血液中葡萄糖的含量。糖类是能量来源，但是过多的话会引起肥胖，导致疾病。于是，控制血糖的胰岛素就开始活跃了。铬就是来协助胰岛素的。

另外，铬还可以调节蛋白质代谢，同时还能影响儿童的生长发育。

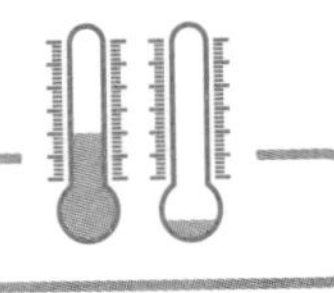

如果缺乏的话……

如果铬不足的话，容易得糖尿病等生活习惯病。但是只要保证均衡的饮食，一般不会有缺少的情况。

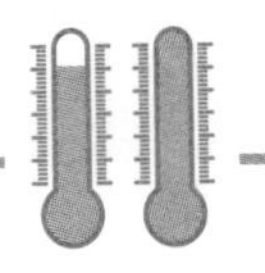

如果过量的话……

食物中的铬均为三价铬，不会引起中毒。只有从事接触铬的职业，比如电镀、喷漆行业的工人，可能吸入六价铬，引起中毒。

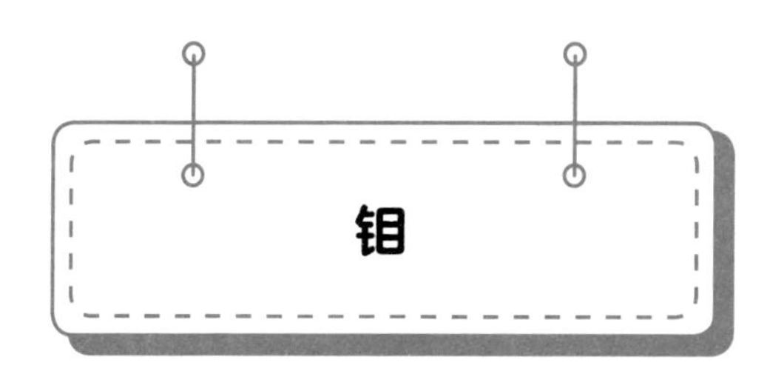

钼

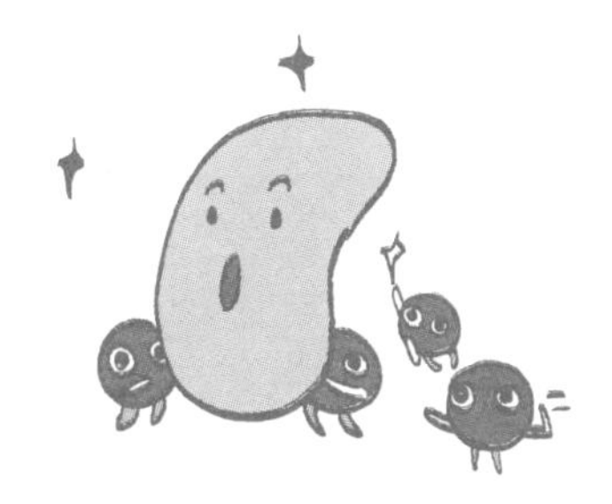

一句话营养

有助于肝脏、肾脏，帮助身体清除垃圾！

居住地

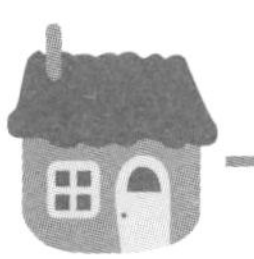

豆类、粗粮、动物内脏等。

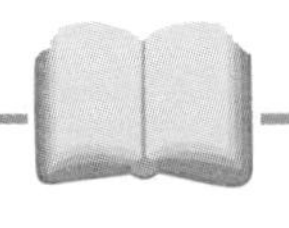

营养介绍

身体里旧的细胞或者能量燃烧后会转化为尿酸。尿酸在肝脏中生成后，通过肾脏变成尿液排出体外。钼的工作就是辅助形成尿酸。

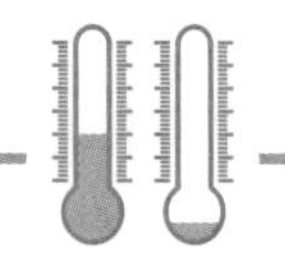

如果缺乏或者过量的话……

一般情况下不会有不足的情况，过量的情况也几乎没有，所以不用担心。但是如果真的出现不足的情况，会对神经造成损害。只有在口服钼的剂量很大的时候，才会出现过量中毒的现象，包括腹泻、贫血和血尿酸水平升高，还可能引起痛风。

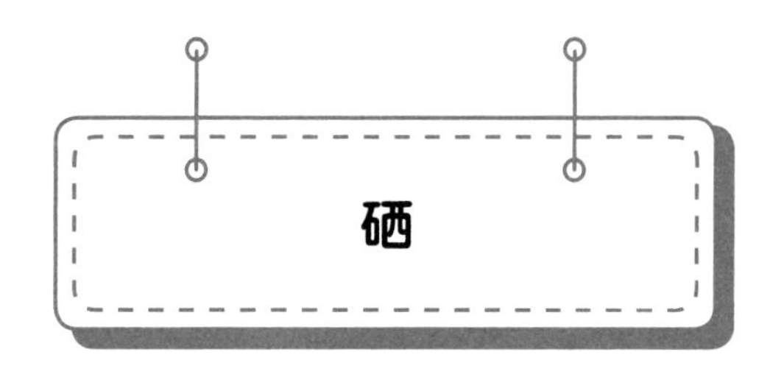

硒

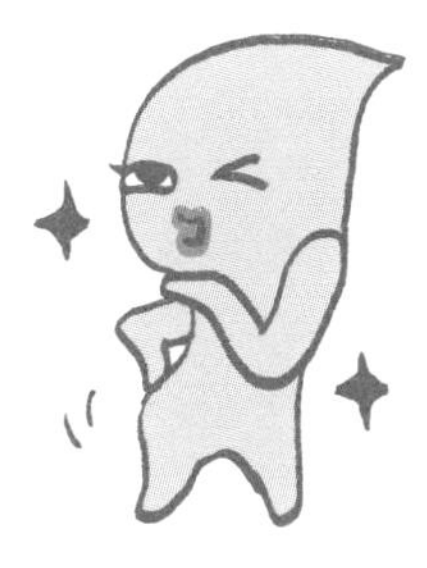

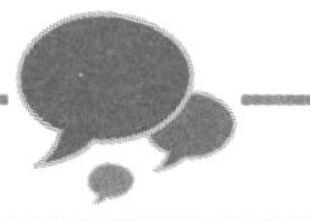

一句话营养

预防细胞老化。

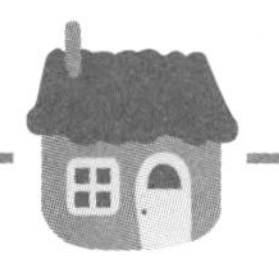

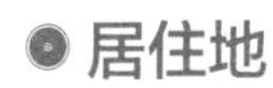

居住地

动物内脏、海产品、肉类、种子等。

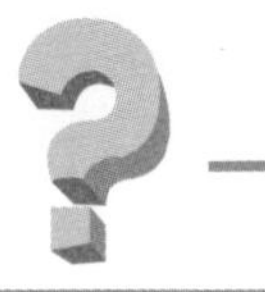

营养介绍

硒是很多具有抗氧化作用的酶的组成成分，比如谷胱甘肽过氧化物酶，这些抗氧化酶能够阻断活性氧和自由基对人体的氧化损伤，发挥抗氧化作用。氧化自由基会让身体“变老”，比如皱纹、白发增多，血管变脆等，这个时候谷胱甘肽过氧化物酶会很有力地去除氧化自由基，达到抗衰老的效果。

硒还能解毒排毒。它和金属的结合力很强，可以与体内的汞、铅、镉等许多有毒的重金属结合，形成金属硒蛋白复合物，达到解毒、排毒的作用。

硒对维持正常免疫功能也非常重要。尤其是身体在遭到病毒感染时，人体的炎症反应会大量动员“兵力”消灭入侵细菌，但是有可能误伤自己。这个时候，硒就会在保护人体的过程中发挥作用。另外，也有不少研究证明，硒还有抗癌的作用。

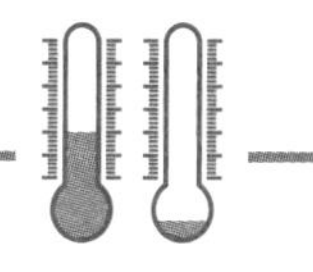

如果缺乏的话……

目前还没有发现过单纯缺硒的病例，但是在低硒地区，可能会造成克山病或大骨节病。

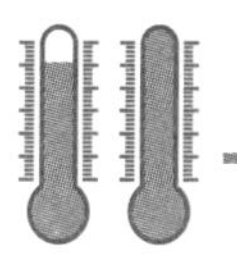

如果过量的话……

我国湖北恩施地区和陕西紫阳县是高硒地区，20 世纪 60 年代，发生过人吃高硒玉米而急性中毒的病例。慢性中毒会导致脱发、指甲变形等。

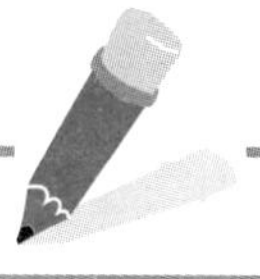

硒的好伙伴

维生素 C

β－胡萝卜素

维生素 E

硒和这些好伙伴们一起作用，能增强人体的抗氧化能力和免疫力，让人减缓衰老，少生病哦。

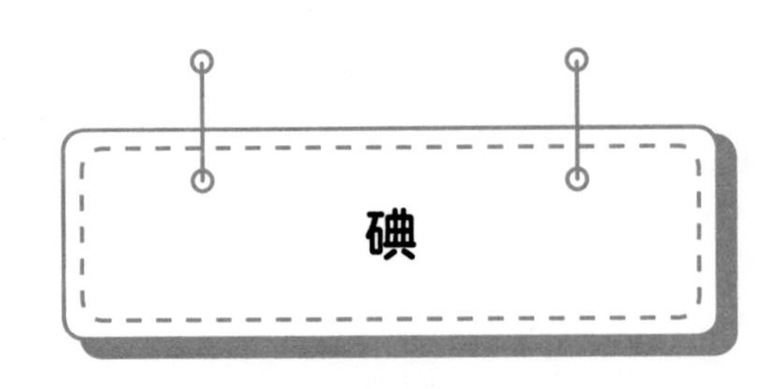

碘

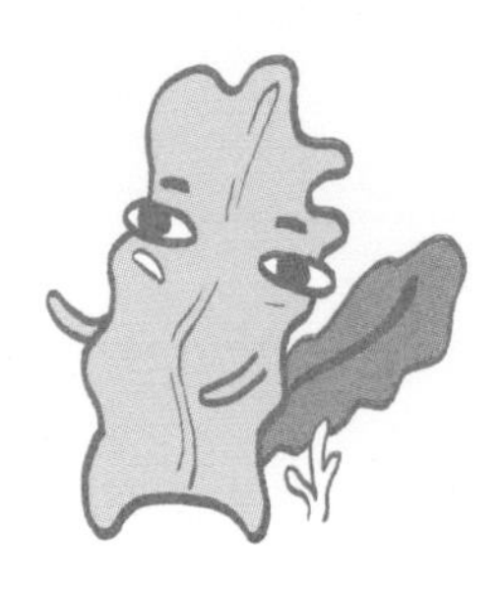

一句话营养

帮助我们长高长大！

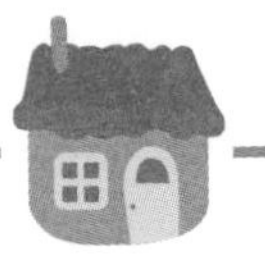

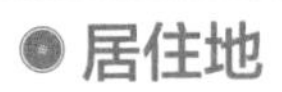

居住地

海产品，如海带，紫菜、鲜海鱼、干贝、淡菜、海虾等；

蛋类，如鸡蛋、鸭蛋等；

奶类，如牛奶、酸奶等。

营养介绍

碘是甲状腺激素的原料。甲状腺是脖子上一个蝴蝶形状的器官，在这里制造的甲状腺激素可以帮助小朋友长高长大、帮助脑神经和智力的发育，还有转化能量、再生细胞、保持头发健康、提高体温、让身体充满活力等作用。

如果缺乏或者过量的话……

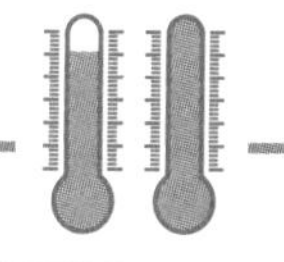

不管碘缺少了还是过量了都会使甲状腺肿大得病。但是只要正常吃海带、紫菜等海藻类食物以及三文鱼等海鱼就不用担心。

生病的时候，我们老是听说“要多喝热水”，不论是感冒、发烧，还是咳嗽、肚子痛，似乎喝水都会有效？喝水真的这么神奇吗？

水是一种人类必需的营养素，也是生命十分重要的组成部分。其实不光是人类，所有的生物体离开了水，都没有办法存活和生长。水在体内不仅构成身体成分，而且还具有调节生理功能的作用。如果只喝水不吃食物，生命可以维持数周；但是如果不喝水，生命只能维持几天。可见，水，对生命是多么的重要。

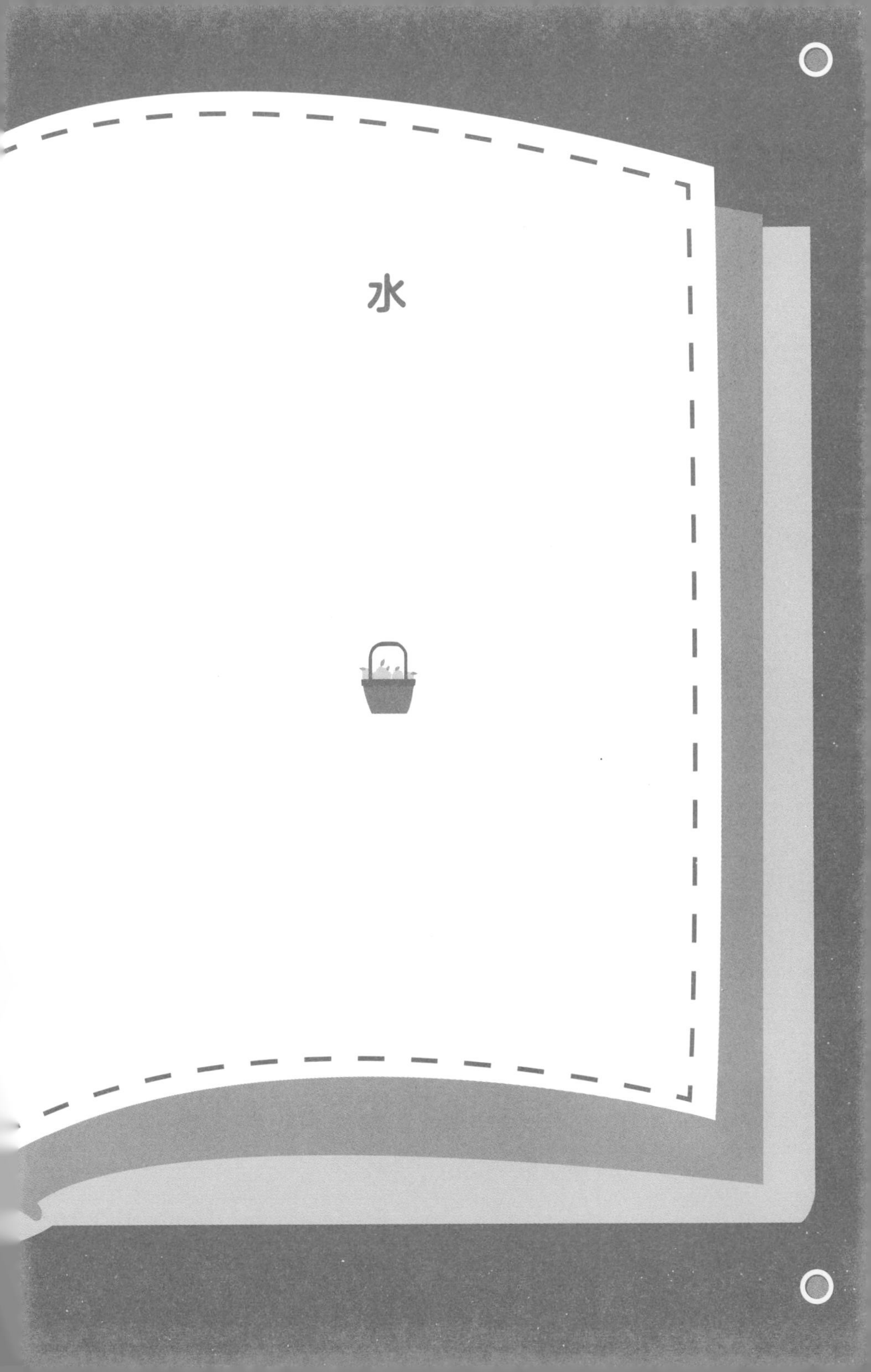
水

蔬菜、茄果类蔬菜、西瓜、橘子等；

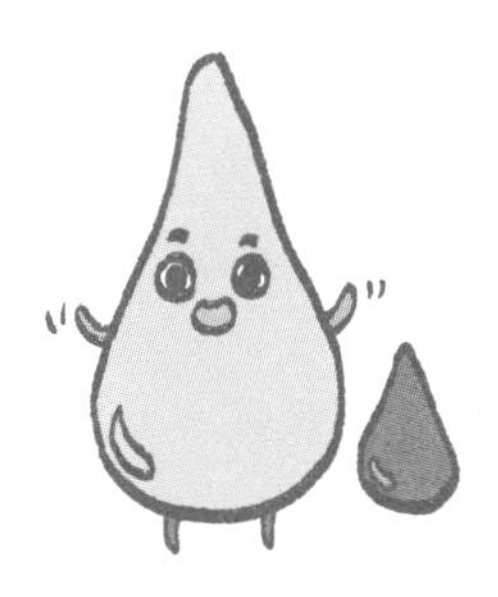

一句话营养

促循环，排废物，调体温。

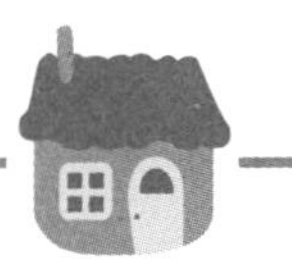

居住地

含量 99% 以上的来源，如白开水、矿泉水、茶水等；

含量 90% 以上的来源，大白菜、多数绿叶菜、瓜类蔬菜、茄果类蔬菜、西瓜、橘子等；

含量80%~89%的来源，牛奶、酸奶，苹果等多数水果。

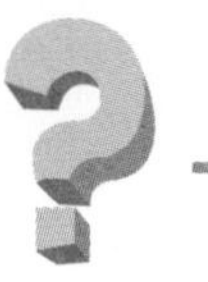

营养介绍

人们常说，水是生命之源。

水是构成我们机体的基本成分，小到每一个细胞，大到心脏、肺等器官，都离不开水。水参与人体新陈代谢，帮我们溶解、运送营养物质，排出废物和毒素。

水帮我们调节体温，高温下，通过汗液蒸发可以散发大量的热，使体温保持恒定。

水帮我们润滑器官和关节，水和黏性分子结合可以形成润滑液，有助减少关节、胸腔、腹腔等部位的摩擦。

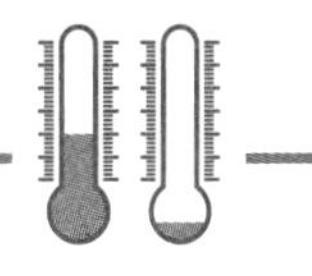

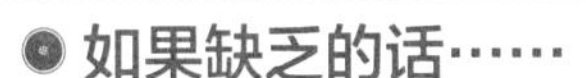

如果缺乏的话……

饮水不足或丢失水分过多，均可引起体内失水。当身体失水量达到体重的1%左右，人体出现口渴感，且体能开始受到影响；当达到2%~4%时，为轻度脱水，表现为口渴，学习效率较低；达到4%~8%时，为中度脱水，表现为极度口渴、皮肤干燥失去弹性、口舌干裂、声音嘶哑、全身软弱、心率加快、烦躁不安；超过8%时，为重度脱水，表现为高热、烦躁、神志不清；达到10%时，会出现全身无力、血压下降等现象，甚至危及生命；当超过20%时，可引起死亡。此外，缺水还会增加慢性肾病等疾病的发病风险，导致认知和体能下降。

如果过量的话……

如果饮水过量或者肾脏无法及时排出多余水分，会发生水中毒现象。此时血液被过度稀释，渗透压降低，人体表现为意识模糊、抽搐，甚至死亡。

形形色色的营养素小伙伴已经给大家介绍完了。是不是很神奇很有趣呢?

大家是不是也很想知道，这些营养素的知识，自己到底记住了多少?

下面进入划重点的时间啦!

还有小测验和专用名词解释，帮助大家更好地理解和掌握哦!

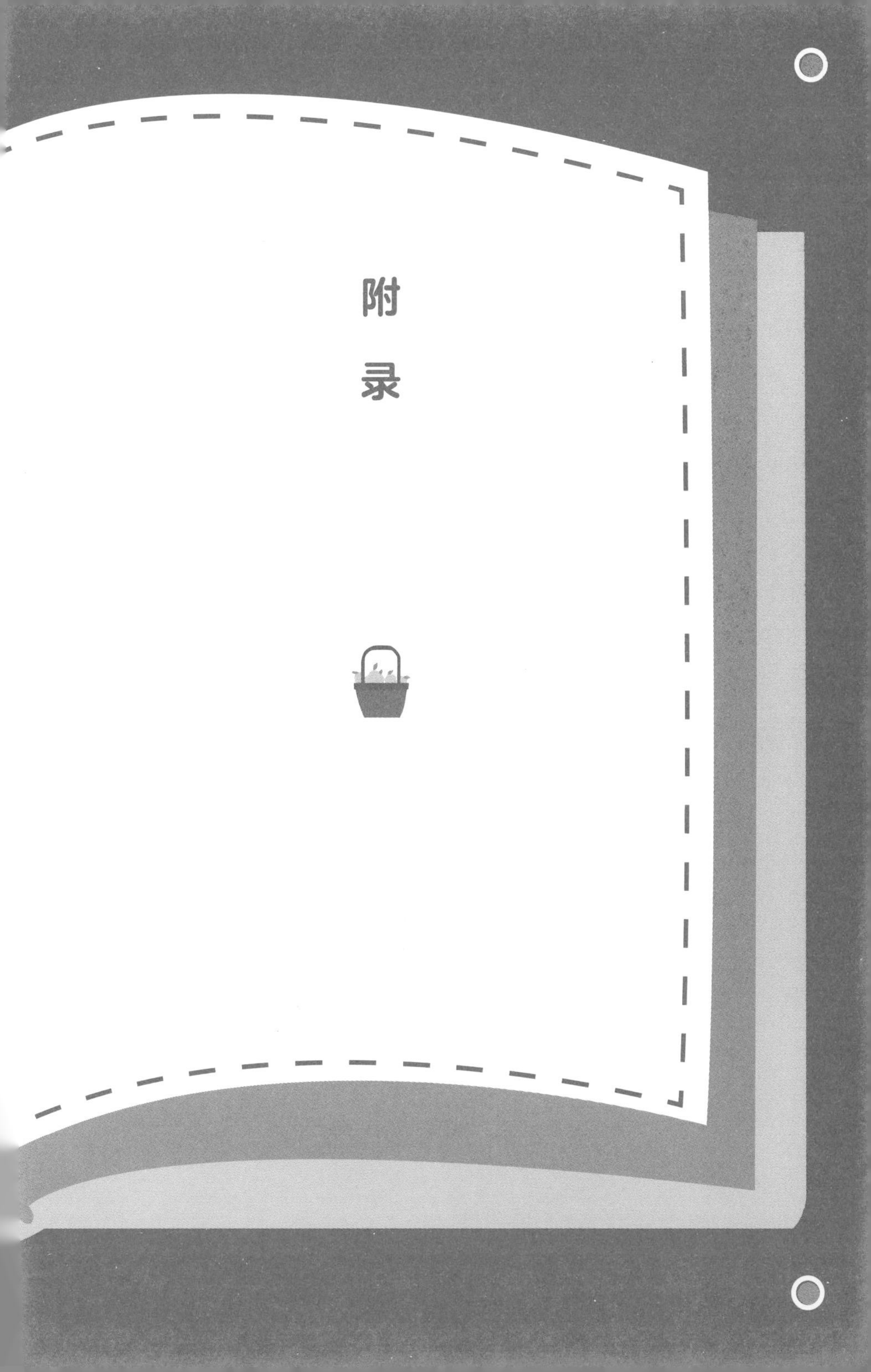
附录

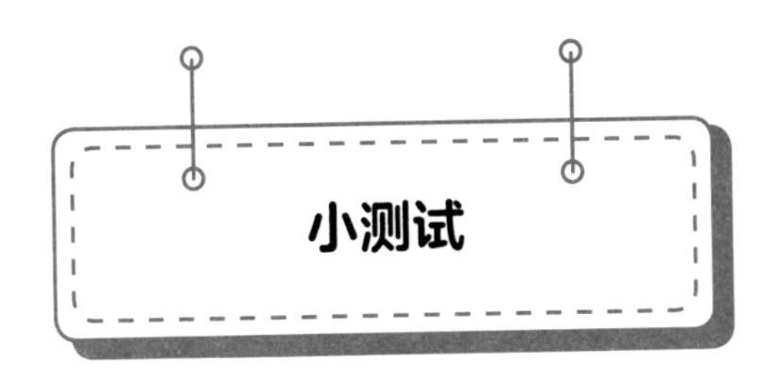

它是谁呢?

知道这里上场的营养素都是谁吗?

参考提示,试着猜猜它们的名字吧!

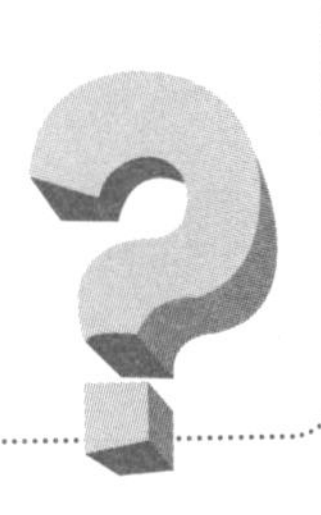

第一问

它擅长帮助身体解除疲劳,为糖类转化能量时提供帮助。

第二问

它和钾一起调节体内的水分和血压。

第三问

它可以生成很多能量哦。

第四问

它可以提高身体免疫力，还可以让皮肤美丽，抗衰老。

第五问

它们把肠道打扫得干干净净，防止便秘和疾病。分为非水溶性和水溶性。

第六问

它是肌肉、皮肤、内脏以及头发等身体各个部分的原料。

第七问

它把蛋白质分解成氨基酸，还辅助蛋白质的代谢。

第八问

它可以快速地转化为能量，为大脑提供能源。

第九问

它是骨骼和牙齿的原料，还能辅助肌肉收缩。

第十问

它可以抑制衰老物质氧化自由基的形成，达到抗衰老的效果，还可以让血液流通顺畅。

第一问·维生素B_1
第二问·钠
第三问·脂类
第四问·维生素A
第五问·膳食纤维
第六问·蛋白质
第七问·维生素B_6
第八问·糖类
第九问·钙
第十问·维生素E

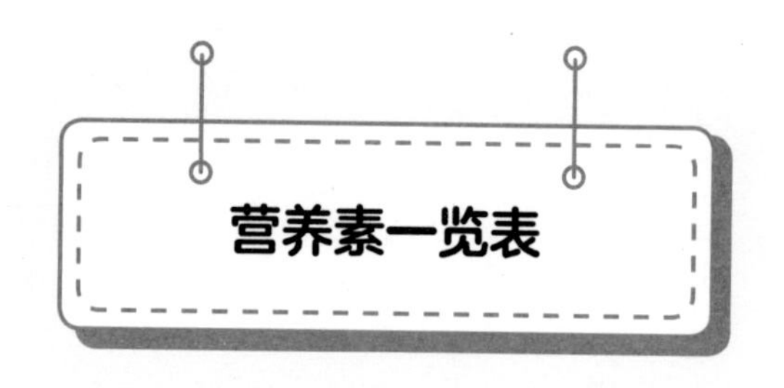

蛋白质

肌肉、皮肤、内脏等身体各部分的原料。——p3

糖类

快速转化为能量。

是大脑的能量来源。——p7

膳食纤维

清除肠道垃圾，防止便秘及疾病。——p11

脂类

生成很多能量。——p15

脂肪酸

饱和脂肪酸会增加血液中的脂肪，不饱和脂肪酸会降低血液中的脂肪。——p19

胆固醇

LDL 把胆固醇运送到全身，HDL 回收胆固醇。——p23

维生素 B_1

消除身体疲劳。

辅助糖类转化为能量。——p31

维生素 B_2

辅助脂类转化为能量。

促进身体的生长发育。——p35

烟酸

在三大产能营养素转化为能量时起辅助作用。——p39

泛酸

在三大产能营养素转化为能量时起辅助作用。——p43

维生素 B_6

辅助蛋白质代谢。——p46

生物素

让你拥有光滑的皮肤和光泽的秀发。

在三大产能营养素转化为能量时起辅助作用。——p50

叶酸

帮助制造红细胞。

帮助制造 DNA 和 RNA。——p54

维生素 B_{12}

辅助制造红血球。

使神经细胞正常运作。——p58

维生素 C

提高身体免疫力。

抗氧化，抗衰老。——p62

维生素 A

让你拥有光滑的皮肤和光泽的秀发。

保护眼睛健康。——p67

维生素 D

促进钙吸收。

维持血液中钙的含量。——p72

维生素 E

抗氧化，防衰老。

使血液流通顺畅。——p76

维生素 K

止血。

帮助钙附着在骨骼上。——p80

钙

是骨骼和牙齿的原料。

刺激肌肉收缩。——p87

磷

是骨骼和牙齿的原料。

支持能量转化。——p91

镁

是骨骼和牙齿的原料。

让肌肉活动更加流畅。——p94

钠

和钾一起调节体内水分、血压。

调节 pH 值。——p97

钾

跟钠一起调节体内水分、血压。

促进能量转换。——p100

铁

是红细胞的主要成分血红蛋白的原料。——p104

锌

促进细胞新陈代谢。

促进性激素的生成。——p109

铜

促进铁附着在运铁蛋白质上。——p113

锰

促进身体代谢。

跟生宝宝有关联。——p116

铬

帮助胰岛素稳定血糖值。——p119

钼

辅助生成尿酸。——p121

硒

是具有抗氧化作用的酶的原料。——p123

碘

让你拥有好皮肤和光泽的秀发。

促进孩子生长发育。——p126

水

促循环，排废物，调体温。——p129

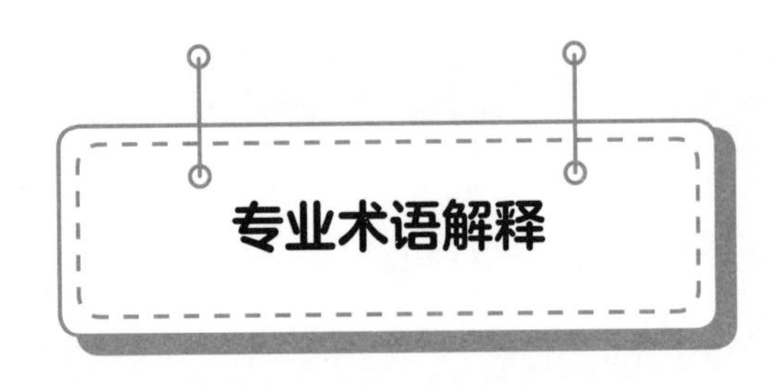

与身体机能及构造相关

·激素

激素也叫荷尔蒙，是调节身体各种功能的物质。人体内的激素种类有100种以上，包括跟转换能量及细胞代谢有关的甲状腺激素、雌性激素、雄性激素等。

·免疫力

人体自己有一种抵抗外来侵略的保护能力，这就是免疫力。免疫力是人体自身的防御机制，是人体识别和消灭外来侵入的任何异物（病毒、细菌等），处理衰老、损伤、死亡、变性的自身细胞以及识别和处理体内突变细胞和病毒感染细胞的能力。

· 抗体

抗体就是免疫系统里跟病毒等作斗争，并把它们从身体里消灭的蛋白质。

· 酶

酶是由活细胞产生的、对其底物具有高度特异性和高度催化效能的蛋白质或RNA。在身体中，酶参与很多活动，比如消化食物、刺激肌肉收缩等各种各样的活动。大部分的维生素和矿物质也需要酶的支持。

· 益生菌

对人体来说起好的作用的细菌叫作益生菌。益生菌的种类繁多，在我们的肠道内，有的益生菌能生成人体需要的维生素，有的益生菌能帮助食物消化及吸收等。

· 新陈代谢

在我们体内，每一秒钟都会有旧的细胞死去，新的细胞生成，这种旧的细胞不断地被新生细胞代替的过程就叫新陈代谢。

新陈代谢有时也被叫代谢，但是代谢一般指的是身体里的营养物质被合成或被分解等这样的化学反应。

· 血压

如果把我们的身体比作一栋大楼的话，心脏就是把血液泵到各个房间的“水泵”。心脏通过压力运送血液到全身各处，血液会对血管壁产生压力，这就是血压。

与身体器官相关

· 肾脏

肾脏可以将身体里的废物、多余的水分从血液中过滤掉，转化成尿液排出体外。

· 肝脏

肝脏是合成或分解营养、去除有害物质、促进消耗脂肪的胆汁分泌等的器官。

· 胰脏

胰脏的功能是分泌胰液和胰岛素。胰液可以分解糖类、脂类、蛋白质等，胰岛素可以调节血液中的含糖量。

· 毛细血管

毛细血管是细细的呈网状的血管。它的功能是把血液中的氧和营养运送到身体各个地方，并把二氧化碳等废物回收。

· 胃

胃负责储存和消化食物，在胃的蠕动和胃液的分解作用下，食物得到充分搅拌和混合，变成有利于肠道消化和吸收的粥状混合物。

· 肠道

肠道的功能是将食物中的大分子营养物质切割为小分子后，吸收进入血液，并将食物残渣排出体外。

· 心脏

心脏是人体血液循环的核心动力器官，把血液运送至身体各个部位，带去氧和各种营养物质，使细胞维持正常的代谢和功能。

· 肺

肺负责气体交换，通过呼吸把氧气吸入体内，将二氧化碳呼出体外，是人体与外界交流的“海关”。

· 大脑

大脑是身体的“司令部”，大家的记忆、睡眠、运动、语言等生命活动几乎都离不开大脑的参与。

· 皮肤

皮肤是保护人体内部环境的重要屏障，还承担着排汗、感知外界温度等多项功能。

· 骨骼

骨骼是人体的支架和运动的支撑，同时还能起到保护内部器官、储存矿物质等作用。

· 肌肉

肌肉在人体中行使许多重要功能，比如器官连接、帮助保持姿势、稳定关节、防止损伤、协调运动等。

· 内脏

内脏是在体腔内借管道直接或间接与外界相通的器官

的总称，包括胃、肝脏、肠道、肺、肾脏等。

· 神经系统

神经系统是机体内对生理功能活动的调节起主导作用的系统，主要由神经组织组成。

· 指甲

指甲是皮肤的附件之一，能保护指端免受损伤，维护其稳定性，增强手指触觉的敏感性，协助手完成抓、挟、捏、挤等动作。

· 牙齿

牙齿是人体最硬的器官，不仅能咀嚼食物、帮助发音，还对面容的美观有很大影响。

与疾病相关

· 生活习惯病

饮食不规律、搭配不合理、吃得太咸太油、运动量少……由于平时的生活习惯所造成的疾病就叫生活习惯病。比较有代表性的有高血压、糖尿病、心脏病等。

· 脑梗死

脑中的血管堵塞或者破裂使血液不能流通，导致细胞营养供给不上，进而造成细胞死亡的疾病被称为脑卒中。其中，大脑血管堵塞叫作脑梗死，血管破裂引起出血叫作脑出血。

· 急性心肌梗死

使心脏运作的肌肉叫作心肌。急性心肌梗死指的是心脏周围的血管堵塞，血液供给不到心肌，导致营养不足以致一部分心肌细胞死亡的状态。另外，由于血管变窄，心肌血液供给短暂不足的症状叫心绞痛。急性心肌梗死、心绞痛等心脏的疾病统称为心脏病。

· 阿尔茨海默病

是一种中枢神经系统退行性疾病，大多表现为随着年龄的增长，记忆力及判断力下降，日常生活难以自理等状态。通常老年人易患阿尔茨海默病，不过有些年轻人也会患此病。

· 动脉硬化

把心脏中的血液运送到全身去的血管被称为动脉。动脉硬化指的是动脉血管壁变硬变厚，以致血液流通不畅的状态。

· 动脉粥样硬化

动脉粥样硬化是冠心病、脑梗死、外周血管病的主要原因，是动脉硬化的一种。由于在动脉内膜积聚的脂质外观呈黄色粥样，因此称为动脉粥样硬化。

· 骨质疏松症

指的是骨骼中的组织缝隙变大，骨头变脆的疾病。原因是骨骼代谢失衡，钙从骨骼中溶解出来导致的。

· 糖尿病

血液中糖的含量多少被称作血糖值，通常这个血糖值在一个正常的范围内。如果调节血糖的胰岛素出了问题，血糖就会失去控制，导致糖尿病。糖尿病会危及身体各种组织，造成许多并发症，特别是对眼睛、肾脏、心脏、血管、神经的慢性损害和功能障碍。

· 高血压

高血压是指血管壁上的压力过强。得了高血压会导致动脉硬化，还有可能引发心脏病以及脑卒中。

· 心律失常

通常情况下，心脏是以一定的频率将血液输送出去的，频率太快、太慢或者有不规则的情况被叫作心律失常。

· 贫血

贫血是指人体外周血中的红细胞减少，低于了正常范围的下限。贫血最早出现的症状有头晕、乏力、困倦，而最常见、最突出的体征是面色苍白。

· 水肿

有时，早上刚刚睡醒时我们的眼睛会有点肿，有时坐久了脚会有点肿，过一会儿或活动一下就会消肿，这就是水肿——过量的液体进入组织间隙造成的。

根据水肿的程度可分为轻度、中度、重度水肿。轻度水肿仅见于眼皮、眼眶，脚踝等皮下组织，用手指按一下会有轻度凹陷。中度水肿时，用手指按压后可出现明显的或较深的组织凹陷，平复缓慢。重度水肿时，身体低垂部的皮肤会紧绷发亮，甚至有液体渗出。

· 生长发育迟缓

生长和发育是儿童不同于成人的重要特点。生长是指儿童身体各器官、系统的长大；发育是指细胞、组织、器官的分化与功能成熟。也就是小朋友长高、变重、变聪明的过程。

生长发育迟缓（发育迟缓）则是指在生长发育过程中出现速度放慢或是顺序异常等现象。造成这种现象的原因很多，但是，均衡的饮食习惯可以帮助小朋友们健康成长。

· 龋齿

龋齿俗称虫牙、蛀牙，是由细菌等多种因素引起的疾病。得了龋齿，一定要尽早去医院治疗，否则龋齿造成的牙洞会越来越大，最后整颗牙都会坏掉，牙还会非常疼。因此，养成良好的口腔卫生习惯，早晚好好刷牙非常重要哦。

· 便秘

便秘是指排大便的次数减少，同时排便时很困难、大便干结。正常人每日排便 1 ~ 2 次或 1 ~ 2 日排便 1 次，便秘患者每周排便少于 3 次，并且排便费力，大便硬结、量少。多吃蔬菜、水量，补充膳食纤维，可以有效缓解便秘。

· 乳腺癌

乳腺是由皮肤、纤维组织、乳腺腺体和脂肪组成的，乳腺癌是发生在乳腺上皮组织的恶性肿瘤。乳腺癌患者中99% 为女性，男性仅占 1%。

· 结肠癌

结肠癌是常见的发生于结肠部位的消化道恶性肿瘤，好发于直肠与乙状结肠交界处，以 40 ~ 50 岁年龄组发病率最高，男女之比为（2 ~ 3）：1。慢性结肠炎患者、结肠息肉患者、男性肥胖者等为易感人群。

· 脚气病

脚气病又称维生素 B_1（硫胺素）缺乏病，是常见的营养素缺乏病之一，这是一种全身性的疾病，可不是脚臭臭的脚气哦。若以神经系统表现为主，称为干性脚气病，表现为上升性对称性周围神经炎，感觉和运动障碍，肌力下降，部分病例发生足垂症及趾垂症，行走时呈跨阈步态等。若以心力衰竭表现为主，则称为湿性脚气病，表现为虚弱、疲劳、心悸、气急等。

· 多发性神经炎

多发性神经炎一般指多发性末梢神经炎，是由多种原因如中毒、营养代谢障碍、感染、过敏、变态反应等引起的多发性末梢神经损害的总称。临床主要表现为肢体远端对称性感觉、运动和植物神经功能障碍。

· 口角炎

口角炎俗称“烂嘴角”，表现为口角潮红、起疱、皲裂、糜烂、结痂、脱屑等。患者张口易出血，吃饭、说话均受影响。不同类型的口角炎由不同病因所致。若从膳食中摄取的维生素减少，造成体内B族维生素缺乏，就会导致维生素B_2缺乏性口角炎的发生。

· 皮炎

皮炎是由各种内、外部感染或非感染性因素导致的皮肤炎症性疾患的一个泛称。

· 脂溢性皮炎

脂溢性皮炎又称脂溢性湿疹，是一种慢性炎症性皮肤病，多见于成人和新生儿，好发于头面、躯干等皮脂腺丰富的部位。

· 腹泻

腹泻是一种常见症状，俗称“拉肚子”，是指排便次数明显多于平日习惯，大便稀薄，水分增加，每日排便量超过200g，或含未消化食物、脓血、黏液等。腹泻可分为急性和慢性两类：急性腹泻发病急剧，病程在2～3周之内，大多系感染引起；慢性腹泻指病程在两个月以上或间歇期在2～4周内的复发性腹泻，发病原因更为复杂，可为感染性或非感染性因素所致。

· 结膜炎

结膜炎是一种眼病，是眼睛结膜上的一种急、慢性炎症。主要症状是眼睛红肿、发痒，结膜还会充血，分泌物增多。我们常说的“红眼病”，就是急性结膜炎的统称。

· 夜盲症

夜盲症是指在夜晚或光线昏暗的环境下看不清或完全看不见东西进而行动困难的症状。该症状一般是由于缺乏维生素 A 导致的。

· 痛风

痛风是一种常见且复杂的关节炎类疾病，因高尿酸血症导致的关节痛，各个年龄段均可能罹患，男性的发病率高于女性。最常发病的关节是大脚趾（医学术语：第一跖骨），但发病的关节不限于此，还常见于手部的关节、膝盖、肘部等。发病的关节经红肿、发炎、水肿后最终会导致组织变软，活动不便，影响日常生活。

· 克山病

克山病亦称地方性心肌病，于 1935 年在我国黑龙江省克山县被发现，由此得名。据资料显示，1980 年急性克山病就已基本消失。该病患者主要表现为急性和慢性心功能不全，心脏扩大，心律失常以及脑、肺和肾等脏器的栓塞。

· 肾功能障碍

肾脏的主要功能是将体内代谢的废物排出体外，维持体内钠、钾、钙等电解质的稳定及酸碱平衡等。肾功能障碍就是指肾的这些功能受到了损害。

· 胃癌

胃部的癌症，一般起源于胃黏膜细胞。胃癌最主要的症状是腹痛，但早期经常无症状。胃癌最常发生于 40~70 岁的人群，男性居多。

· 甲状腺肿大

俗称“大脖子病”，最常见的原因是碘缺乏和碘过量。

2~6 岁学龄前儿童膳食指南

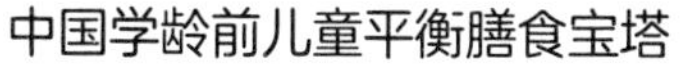

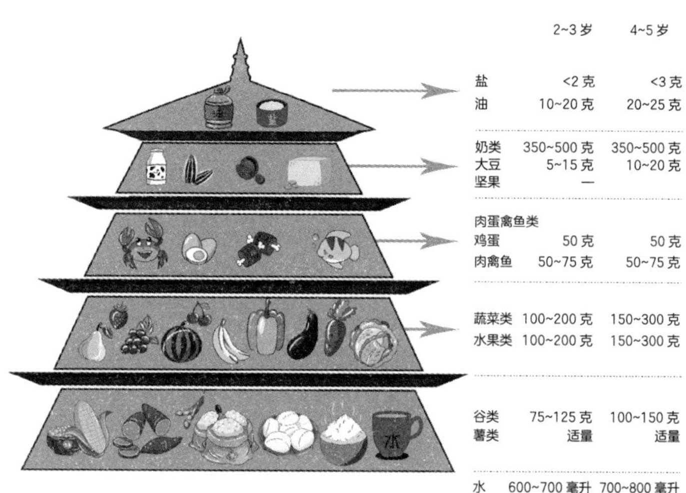

满 2 周岁后至满 6 周岁前的儿童，称为学龄前儿童。这段时期是儿童生长发育的关键时期，也是良好饮食习惯培养的关键时期。足量食物，平衡膳食，规律就餐，不偏食、不挑食，每天饮奶，多饮水，避免含糖饮料，是学龄前儿童获得全面营养、健康生长、构建良好饮食行为的保障。

小朋友要注意规律就餐，三餐的时间和分量都要有规律，同时要自主进食，不挑食。别忘了每天还要坚持喝奶，选择健康有营养的零食，避免含糖饮料和高脂肪的油炸食物。也要尽量地多跟父母一起去菜市场、去超市，一起下厨房，参与食物的制作，增加对食物的认识和喜爱。

此外，户外活动不但能帮小朋友身体强壮，还能让小朋友的身心发育和人际交往能力得到发展，应该特别鼓励，多出去户外运动吧！

· 关键推荐

1. 规律就餐，自主进食不挑食，培养良好饮食习惯。

此年龄段的小朋友消化器官的功能还没有发育成熟，牙齿咀嚼、胃肠蠕动能力弱，消化能力也弱，所以就要注意有规律地吃饭，不要给娇嫩的消化器官太多负担。每天不但要吃早中晚三顿正餐，还要在上午或者下午加两次餐。每次吃饭的时候，最好都准时准点，不要随便改变时间。

每次吃饭的量最好也差不多，不要饥一顿饱一顿。

从前面的内容中我们也知道了，不同的营养素存在于不同的食物中，没有哪种食物是十全十美的。所以，小朋友一定要吃多种多样的食物，千万不要挑食，不要偏食。

2. 每天饮奶，足量饮水，正确选择零食。

小朋友的身体在快速地生长发育，钙的摄入量要足够，所以一定要多喝奶。喝多少合适呢？

我国 2~3 岁儿童的钙推荐量是每天 600 毫克，4~5 岁儿童为 800 毫克（跟大人一样了哦！）。牛奶和牛奶制品中的钙含量丰富，而且吸收率也很高，是小朋友补钙的最佳来源。每天喝 300~400 毫升的奶或相当量的奶制品，就可以保证小朋友的钙摄入了。奶粉和奶酪也是可以的，不过奶片和奶糖可不能算作奶制品哦。

有的小朋友喝完奶会肚子胀、腹泻、腹痛等，这可能是乳糖不耐受！

这个时候可以这样来解决：

1）喝酸奶。

2）每次喝一点，每天多喝几次。

3）不要空腹喝奶，喝奶前吃一点主食，比如米饭、馒头、面包、饼干之类的。

4）可以改喝零乳糖牛奶。这是一种预先用乳糖酶把牛奶里面的乳糖分解掉的牛奶，相当于已经帮我们把乳糖消化好了！

除了多喝奶，多喝水也特别重要。因为小朋友的运动量大，经常会出汗，而且小朋友的新陈代谢比大人旺盛，所以需要多喝水。可以安排每天上午、下午各喝水2~3次，晚饭后根据情况而定。不过不要在吃饭前大量饮水。

建议小朋友每天喝1300~1600毫升水。除了喝的水，也包括喝的汤、喝的牛奶之类的液体食物。

小朋友好像都喜欢吃零食吧？小朋友长得很快，经常还没到吃饭的时间就饿了，吃点零食也是可以的！合理吃零食还能及时补充营养，保证小朋友健康成长哦！而且，零食各种各样，能让小朋友认识更多的食物，也是一件好事情呢。不过，为什么爸爸妈妈经常会说“不要吃零食”

呢？这里就需要营养师教大家怎么健康地吃零食了！

零食怎么吃？

1）要吃好正餐，少量吃零食，最好把零食和加餐放到一起。

2）零食优先选择水果、奶类和坚果。这些都是天然美味，营养又丰富的食物，当作零食最好了。

3）少吃高盐、高糖、高脂肪零食，特别咸、特别甜的食物，或者油炸的食物都要少吃。

4）不喝或少喝含糖饮料。含糖的甜饮料不但会让小朋友患上龋齿，还会导致肥胖，不但不好看，还会影响运动，长大了还会容易得高血压、糖尿病、心脑血管疾病。

5）零食要新鲜、多样、易消化、营养、卫生。小朋友的消化系统还很稚嫩，零食要吃好消化的，而且要新鲜的，这样才能保证营养又安全。

6）安静吃零食，谨防呛堵。小朋友吃零食的时候可不能一边跑一边玩游戏或说话，这样很容易呛到的。还有的像是果冻一样容易呛堵的零食，3 岁以上才可以吃，吃的时候也需要很小心。

7）保持口腔清洁，睡前不吃零食。好多小朋友都害怕去看牙医吧？所以爱护好牙齿最重要了！吃完零食也要记得漱漱口，喝了酸奶，吃了糖这样特别酸或者特别甜的食物，也要漱漱口。

零食扇面图

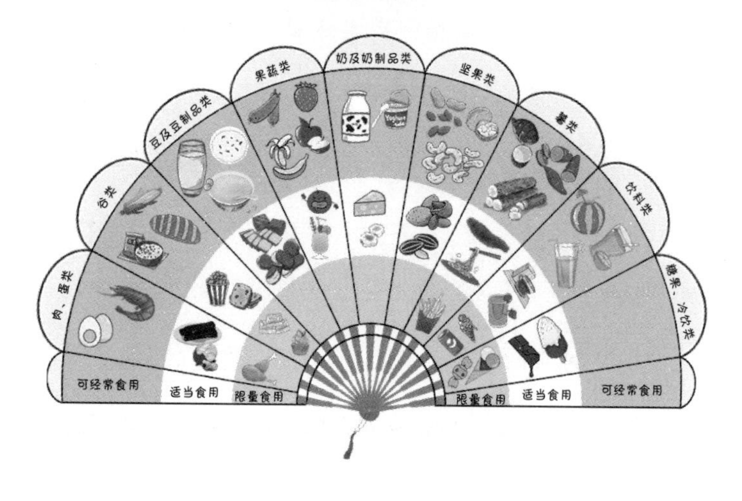

3. 食物应合理烹调，易于消化，少调料，少油炸。

小朋友吃的食物，烹调方法应该用蒸、煮、炖、煨这样的烹调方式，尽量少用油炸、烤、煎等方式。如果吃鱼的话，最好吃清蒸鱼，而不要吃炸鱼排；如果吃鸡翅，也最好吃红烧鸡翅，少吃炸鸡翅哦。

3 岁以下的小朋友，要吃切小块煮熟一些的食物才好，这样好咀嚼、好消化，也好吞咽。大豆、花生这些坚果类的食物，要磨碎或者做成泥糊状再吃，直接吃的话，可能造成危险。

小朋友刚开始接触各种各样的食物，当然应该先品尝食物的原汁原味、自然味道。所以小朋友的食物要清淡为好，不要过咸、油腻和辛辣，尽可能不要用味精或者鸡精、色素、糖精这些调味品。尤其是要控制食盐的用量，包括含盐的调料，比如酱油、生抽、蚝油等，还有含盐高的腌制食品和调味品也要少吃。

给小朋友做的饭菜，要用新鲜的香料，比如葱、姜、蒜、洋葱、大料等，也可以用新鲜的果蔬来调味，比如番茄、柠檬都是有天然的酸甜味道。

4. 参与食物选择与制作，增进对食物的认知与喜爱。

哪些食物是新鲜好吃的？妈妈做的红烧排骨、丸子汤是怎么“变”出来的呢？相信小朋友也很想知道吧？稍微长大一些，我们就可以去寻找这些问题的答案了哦！我们可以请老师或者父母带我们去菜市场和超市选购食物，认识哪些是应季的蔬菜水果，还可以让他们教教我们，怎么挑选新鲜的蔬菜水果。

还可以请大人带我们去农田认识农作物，参加一些采摘的活动，一起享受劳动的乐趣。在保证安全的情况下，跟妈妈一起在厨房里制作点心、烤饼干、蒸馒头，做点沙拉、凉拌菜之类简单的菜肴。

5. 经常户外运动，保障健康生长。

小朋友每天要进行至少 60 分钟的体育活动，最好是户外游戏或运动。而且小朋友不要长时间地坐着或者在一个地方待着不动，除了睡觉之外，小朋友就应该多动动，走走跑跑跳跳才好。特别要注意的是，每天看电视、玩平板电脑的时间加起来可不能超过 2 小时。

小朋友可以做的运动可以分为：

有氧运动：跑步、骑车、滑板车等。

伸展运动：体操、跳舞等。

肌肉强化运动：攀爬、健身球等。

团体运动：踢球游戏、团体操等。